新版 CHEERS

与最聪明的人共同进化

HERE COMES EVERYBODY

U0221986

儿童用药
家庭必备方案

刘子琦 著

河南科学技术出版社
· 郑州 ·

合理用药，需要你我的共同努力

很多女性在怀孕之前对药物的了解非常少。我认识的很多年轻女性就是如此：各类减肥、丰胸、美白药物，只要人家说有效，就不管三七二十一地拿来试一试；有个头疼脑热，为了不耽误工作，就大把大把地把药物往嘴里塞，完全不考虑用药安全。而如果一个女性突然硬挺着生病不吃药，要么是怀孕了，要么就是正在准备怀孕。"这个时候可不能吃药啊"，无数人会这么说。等生了孩子到了哺乳期，不生病还好，一旦生病妈妈们依然硬挺，生怕对孩子造成不好的影响。可妈妈们不知道的是，她们遭这些"罪"有时候真的没有必要，其实很多药物在怀孕和哺乳期都是可以在权衡利弊之下使用的。

在稍后的日子里，妈妈们开始迅速积累儿童用药方面的知识，可是这些好不容易积累到的药物知识却难辨真伪——有些是道听途说的，有些则是朋友或者自己的经验总结。这样做的风险其实非常大。而事实是，婴幼儿用药，不能光凭经验，更多的情况下我们要用证据来说话。

根据《2016年儿童用药安全调查报告白皮书》，我国14岁以下儿童用药不良反应发生率是成年人的2倍，新生儿更是达到了4倍。临床接诊的中毒儿童中，因药物中毒的比例从 2012 年的约 53% 上升到 2014 年的约 73%，中毒年龄则以 0 ～ 14 岁儿童所占比例最大，约 64%。最近几年虽然没有这部分数据的具体统计，但从新闻报道和我们在临床的实际接触中能看出来，情况仍然不容乐观。

我国每年大约有 3 万名儿童因用药不合理而致聋。死于不合理用药的人群中，儿童占比高达 32%。

不要以为这些惨痛的教训和新闻中的负面报道离我们很远，因为现实中的悲剧往往都发生在一念之间。现在家长们给孩子用药的安全意识都很强，都知道要把家里的药箱锁上或者放在高处，也都知道给孩子喂药之前要反复核对剂量和次数。但是，仅仅做到这些就足够了吗？其实远远不够。

我国不同地区的医疗环境和水平相差很大，即便是发达地区的三级甲等医院，也会有一些"专家"守着几十年的用药经验来用药，不更新药物知识。每当在咨询过程中看到家长递过来一张张不合理的药单，我的心情就无比沉重。这些药单有的来自不发达和偏远地区，如一些县城、村镇；有的来自不靠谱的"黑门诊""外包科室"；有的则来自正规三级甲等医院的专家之手。这对于不具备医药专业知识的家长们来说，真的是很无奈的事情。

比如，一个刚满 3 个月的婴儿，由普通的呛奶引起了轻度咳嗽，竟然被开了复方感冒药、抗病毒药、中成药、雾化药等六七类药物。这是个连水都不建议额外饮用的小宝宝啊，这些药怎么忍心喂得下去？

又比如，无数个患普通感冒的宝宝被开具了头孢等抗生素，而抗生素滥用的危害远比我们想象的更为严重。等到我们的孩子"无药可用"的那一天、超级细菌泛滥的那一天，一切就都晚了。

这本书凝聚了我在医院工作 15 年以来的用药经验，更包含了我在养育两个孩子过程中的一些心得。除了占据主要篇幅的儿童用药问题，我还特意加入了妈妈在孕期和哺乳期的用药问题。母爱伟大，但妈妈要学会科学用药来保护自己，因为只有妈妈好了，孩子才能真正地好。

书中的儿童用药部分，包含了各个年龄段孩子的常见疾病及药物应对措施，还总结了很多实用的技巧，如儿童用药常见误区、家中常用药的配备、儿童喂药必备技能，以及常常让我们纠结无比的海淘药物等。除了用药方面的内容，我还结合了自己在进修营养师方面的心得，总结了妈妈们比较关心的儿童营养素补充问题。同时我还根据这些年来的药物咨询经验，列举了一些典型的用药案例，以供大家参考。

这本书的每一页我都反复地进行了推敲。要知道，医药学知识的更新速度是以天来计算的，所以我总是力求完美和无误，努力去查阅最新的文献和证据，但又总觉得有的地方还不够完美。直到我认识的一位儿科主任对我说："你不可能把每一个知识点都做到极致，毕竟有很多情况是需要具体问题具体分析的。而且你也不可能让这本书毫无瑕疵，要知道哪怕医学教科书也可能存在疏漏。只要你通过这本书，教会家长们在大多数情况下的应对办法，能够分辨出一张药单上的药哪些能用、哪些不能用、哪些要持怀疑态度就可以了。而且最重要的是，你传递了一种理念和思维方式给他们，这就足够了。"

听君一席话，豁然开朗。传递理念远比传递知识更为重要，这就是我心中一直想要做的事情。

需要特别说明的是，这本书不能取代医生，也不能取代医生给出的诊断结果和治疗方案。本书的目的在于普及用药常识，传递科学用药观念，希望父母们具备理性的判断力，在就医过程中经常向医生提出问题，真正参与到对孩子疾病的治疗决策中，把健康掌握在自己手中。

我希望，一个妈妈看了这本书之后，在面对孩子患手足口病的时候，能够不再焦虑，从容地给予孩子正确的药物，耐心地护理孩子直至痊愈。

我希望，一个妈妈看了这本书之后，放弃了海淘的各种补充剂和营养品，把注意力放在合理搭配饮食、正确的洗手方法、积极拥抱大自然等方面。

我希望，一个妈妈在面对家里老人的一些经验性做法和自我心理安慰性质的用药时，可以晓之以理，并且拿出这本书来进一步地说服他们。

我希望，一个深夜要起床喂奶数次的哺乳期妈妈生病了，根据这本书中的介绍，可以及时服用药物缓解症状，在更好、更快地恢复健康的同时又不影响宝宝的"口粮"。

假如您有用药方面的问题，能够在第一时间想起这本书，那我也许做梦都会笑出来。

愿天下所有的孩子，都能被这个世界温柔以待。

合理用药，需要你我的共同努力。

目 录

在给孩子用药方面，你是一位合格的妈妈吗？

1. 以下哪种情况可以给孩子使用抗生素？

A. 预防流行性感冒

B. 摔伤、烫伤后预防发炎

C. 确定为细菌感染

D. 治疗病毒性感冒

2. 以下应对急性胃肠炎的方法哪个是错误的？

A. 及时补充口服补液盐Ⅲ，预防由严重腹泻引起的脱水

B. 使用对乙酰氨基酚或布洛芬来应对发热症状

C. 若呕吐症状十分剧烈，可以在医生的指导下偶尔使用止吐药物

D. 服用抗病毒药物利巴韦林

3. 如何预防孩子感冒？

A. 给孩子服用提高免疫力的药物

B. 尽量多带孩子去人多的场所，提高对病菌的抵抗力

C. 保持均衡的饮食、充足的睡眠和适当的户外运动

D. 服用感冒药

4. 以下哪种补铁的方法是错误的？

A. 在辅食中增加高铁米粉

B. 尽早添加红肉类食物

C. 缺铁性贫血时在医生的指导下服用蛋白琥珀酸铁

D. 铁和钙同时补充

5. 下面几种疫苗中，哪种建议6个月以上的宝宝每年接种？

A. 水痘疫苗

B. Hib疫苗

C. 流感疫苗

D. 肺炎球菌疫苗

扫码下载"湛庐阅读"App，
搜索"儿童用药家庭必备方案"，
获取问题答案。

儿童用药常见误区

孩子用药这件事本来就有很多"坑",咱们先
来看看这些"坑"都是什么以及该怎么躲。

　　怀胎十月，一朝为人母的喜悦足以冲刷掉身体上的各种疲惫。在每天和屎尿屁打交道的过程中，妈妈们看着怀里那个小小的人儿一天天地长大，逐渐学会各种技能。看着他从翻身到爬再到走，看着他的牙齿由两颗到四颗再到六颗，看着他从家里到幼儿园，看着他无数次地飞奔到我们的怀里。岁月静好是我们期待的理想状态，可妈妈们纷纷表示，千不怕万不怕，就怕娃娃生病。的确，一个孩子生病了，甚至会把家里的生活节奏全部打乱。

　　既然孩子生病了，就难免会遇到这样或者那样的用药问题。曾有调查显示，有超过八成的家长在给孩子用药时存在安全方面的隐患。我在做用药咨询的过程中更是深有感触，其实有很多悲剧和意外是可以完全避免的，只需要家长耐心地学习一些药物知识而已。

　　孩子用药这件事本来就有很多"坑"，所以咱们先来看看这些"坑"都是什么以及该怎么躲。

关于剂型的误区

儿童经常使用的药物剂型有颗粒剂、混悬剂、滴剂、糖浆剂、泡腾片、咀嚼片、栓剂、软胶囊等。每种剂型在服用时都有一些需要注意的地方。因为家长们大多不是专业人士，所以有时候对这些药物的剂型并不能很好地分辨和使用。这就需要家长们平时多积累一些这方面的知识，以防酿成大错，因为由药物剂型问题导致的重大事故并不少见。

比较典型的一个案例就是将泡腾片当作普通片剂或者含片来服用。泡腾片遇到水分会产生化学反应，释放大量的气体，正确的饮用方法是待药片充分溶解后服用。直接口服泡腾片会使患者面临灼伤食道的风险，药片到了胃里还会释放大量的气体，引起打嗝、恶心等不适反应。曾经有一个由泡腾片导致窒息的案例是药片恰好卡在了孩子的气管处，而且即便不是泡腾片，普通的片剂也会产生这样的风险。**因此，建议儿童最好服用适合他们的液体类剂型，成年人吃的片剂、胶囊剂等药物也务必放在孩子碰不到的地方。**自从我家有了丁丁和当当，家里的重要物品是越放越高，有时候我和孩子爸爸吃点药，都要站在凳子上去橱柜的最上层拿。这一点也不夸张，小心驶得万年船，毕竟现在的药物外形和包装越来越奇特，而小孩子好奇心又重，稍有疏忽就有可能酿成大错。

混悬剂在使用之前要摇匀。混悬剂是难溶性的固体药物以微粒状态分散在介质中而形成的非均匀的液体制剂。存放时间过久可能会导致药物分散不均，所以使用前需要摇匀，如布洛芬混悬液。还有一种干混悬剂，是一些细小的粉末，使用时要加水混匀，如头孢克洛干混悬剂、阿奇霉素干混悬剂等。

咀嚼片要嚼碎了吃，不宜直接吞服，如孟鲁司特咀嚼片。

我们接触最多的软胶囊是维生素 D。儿童剂型的胶囊通常都可以剪开服用，较大的宝宝可以连着胶囊直接服用。需要额外注意的是，家长最好给小宝宝选用滴剂的维生素 D，或者将剪开胶囊的药物挤到勺子里再喂给宝宝。因为曾经有家长拿着胶囊正对着躺在床上的婴儿挤，结果没有拿住，胶囊壳掉入婴儿口腔，进入气管引起了窒息。

比较常用的栓剂是退热栓。很多家长以为退热栓不经过消化道，不良反应会比较小，相对来说更加安全。其实不是这样的。建议家长只在孩子熟睡、不配合等不方便服药的时候选择退热栓，其他时间还是尽量以口服剂型为主。因为栓剂也会被吸收进入血液，使用不当同样有产生不良反应的风险，并不会更加安全。而且栓剂的给药剂量不是很准确，在使用过程中会因为手法、孩子的配合程度，以及推送的位置等原因导致药物的损耗。另外，栓剂的给药剂量比较固定，一般就是一颗，不像口服制剂可以按照千克体重用量来准确换算适合孩子的药量。

关于栓剂的另一个常见误区是，有的家长以为不同渠道的给药途径相互之间没有影响。例如，对乙酰氨基酚通常两次给药的间隔要大于 4 小时，而有时候孩子高热控制不住，家长们就会再给用同种成分的栓剂。其实不同途径的给药方式最后都使药物被吸收进入了血液。而对乙酰氨基酚一旦服用过量，就有可能引起不可逆的肝损伤风险，所以这点家长一定要注意。

关于剂量的误区

儿童不是成年人的缩小版。很多家长在给孩子服用药物的时候，发现说明书中并没有明确指出孩子的服用剂量，于是就开始根据自己的经验，给孩子减半或者只服用三分之一。有一些中成药物，说明书上会很不负责任地写着"儿童酌减"，而大多数家长也认为中药不良反应小，多吃一点少吃一点无所谓。其实这种想法是非常错误的。儿童的各个系统功能发育尚不完善，比如，肝脏的解毒能力不成熟，肾脏对药物的清除能力也较差。另外，儿童的大脑血脑屏障发育也不完善，不能很好地阻止药物对大脑的伤害。总之，一定要给孩子选择儿童专用的药物品种，说明书中一定要有适合孩子年龄段或者体重服用的剂量。如果没有的话就要慎重，必要时要咨询一下专业人士，因为很有可能这种药物就是这个年龄段孩子禁用的。比如布洛芬，对6个月以下的宝宝来说就是不推荐的。

大多数药物的儿童剂型都是液体制剂，一般说明书中会直接写推荐服用的液体毫升数，而不是含药量。**如果家里有同一种药物由不同药厂生产的多种商品，最好分开放置，而且使用时务必看清楚含药量，因为不同商品的含药量不同可能会导致误服。**我就曾经多次接到过类似案例的咨询。市面上的美林有两种规格，一种是每毫升含药量20毫克，一种是每毫升含药量40毫克。很多妈妈曾经两种规格的都买过，而再次使用的时候就非常容易弄混。要是不小心按照一个说明书的推荐剂量服用了另外一种规格的药，就会造成药量不足或者药物过量。药量不足会导致退热效果不好，药物过量则容易增加肾脏损伤的风险。建议家里同种药品只保留一种规格的就好，这样可以规避风险。

有的药品说明书会写明一天的服药量，然后分3次或者2次服用。这时候就需要家长仔细阅读说明书了。很多家长看前不看后，也许是因为孩子生病了比较着急，很容易就忽略了分次要求，导致孩子将本应该一天服用的剂量一次服下。比如，头孢地尼（希福尼）的说明书中"用法用量"一栏是这样标注的：儿童常规剂量为每日9～18毫克/千克，分3次口服。有的家长"审题不细"，把3次的剂量一次性地给孩子服用了。还有，几乎所有的药物都是写每千克体重使用的剂量，如果家长们忽视了后面的"千克体重"，按照平时习惯的"斤"来换算，就会在无形中使孩子用药的剂量加倍，产生过量的风险。

一些成年人经常服用的缓释片、控释片，不能掰开给孩子服用。因为掰开可能会使药物失去缓释的作用，导致药物突然地大量释放，从而加大毒副作用的风险。比如孩子发热，正好家里有布洛芬缓释片，家长就会想，那就给孩子掰半片服用吧！其实这样做是非常危险的。当然，现在也有一些工艺先进的成年人缓释、控释制剂，可以掰开服用，但还是要强调一下——不建议给儿童服用任何成年人用的药品。

关于中药的误区

中药大多数没有循证医学证据，而且事实上适合儿童服用的中药类制剂是很少的。很多中药的说明书上都写着"儿童酌减"，或"儿童用药"一栏干脆标注"尚不明确"。"尚不明确"不代表绝对安全，只是说明药物没有进行过相关的系统研究罢了。服用此类药物出现不良反应的风险，需要由家长和孩子来承担。

其实，中药并不像大家所理解的那样，纯天然，无毒副作用。中药类制剂同样也会有不良反应，也会有肝肾毒性。这几年，国家食品药品监督管理总局关于中药方面的召回、撤销，以及修改说明书中涉及儿童事项的公告特别多。比如，2016年国家食品药品监督管理总局发布公告，明确要求茵栀黄注射液生产企业修改产品说明书，增加"本品不良反应包括过敏性休克"等警示语，第一次明确"新生儿、婴幼儿禁用"；2017年，国家食品药品监督管理总局对茵栀黄口服制剂也提出在说明书中增加腹泻、呕吐和皮疹等不良反应的要求。类似于这样的修改中药类制剂说明书不良反应的公告还有很多，大家可以去国家食品药品监督管理总局的网站上查看。可是在这之前，像茵栀黄注射液这样的药物的应用是十分广泛的，我们不知道有多少孩子已经承受了不良反应的风险。

还有的家长认为，西药的说明书写得太吓人了，光是不良反应就一大篇，怎么敢给孩子吃啊？而中药的说明书什么不良反应都没有，一定是比较安全的。这种看法是错误的，不写明不代表没有，而是没有这方面的研究。西药中详细的不良反应说明它的研究十分充分，而且这些不良反应的发生概率都是很小的，有的甚至只有十万分之一，说明书中也会罗列出来。从医学角度来说，这种研究越充分的药，安全系数才是越大的。

儿童的肝肾功能发育与成年人相比很不完善，所以家长们对待儿童用药要格外谨慎。那些不良反应有明确说明和研究的药物，使用起来尚且需要倍加谨慎，更不要说那些不良反应标注得不清不楚的药物了，我们真的没有理由去让孩子承担风险。

关于预防性用药的误区

目前，世界上唯一可以有效预防疾病且普遍推荐的药物就是疫苗。但针对感冒，即便是疫苗，也仅仅是对流行性感冒（简称"流感"）有一定的预防作用。**对于普通感冒，任何声称有预防作用的药物都是不靠谱的。**预防孩子感冒更有效的方法是生活方式的改善，如勤洗手、适当运动增强体力、饮食均衡、作息时间规律、室内勤通风等。

很多家长喜欢在孩子刚上幼儿园的时候或者流感的高发季节，给孩子预防性地使用一些中药，这种做法不但不推荐，而且也无效。孩子的免疫力有其逐步完善的过程，这个过程最好不要借助任何外力，这样才能让孩子的免疫力得到自主成长。更何况，我们有些时候以为的外力，其实是反作用力。就像药物，俗话说"是药三分毒"，中药也是药，不要让孩子承担没有必要的风险。

此外，还有一些声称有提高免疫力功效的药品，其实大多数是伪科学，如一些维生素制剂、膳食补充剂、顺势疗法、细菌溶解产物等。这些药物的背后，大多缺乏相应数据的支持，而目前主流学术界对于提高免疫力药物的认可度也是很低的。之前闹得沸沸扬扬的匹多莫德事件，相信大家还有很深的印象。这种声称可以提高孩子免疫力的药物，后来说明书被要求修改为"3 岁以下儿童禁用"。总之，家长们不要迷信提高免疫力的药物，要想真正提高孩子的免疫力，还是要从健康的生活方式入手。

关于保健品和营养品的误区

保健品和营养品都不建议给孩子使用。保健品的市场管理远不如药品管理规范。商家为了利益，往往会夸大保健品的功效，而且其中的研究数据、收益与风险等都有待于进一步考量。儿童的身体发育有其自身的特色，每个孩子都有自己的"生长时间表"，没有必要因为孩子的某项技能比同龄孩子稍落后，或者身高、体重低于标准值，就去给孩子买所谓的保健品和营养品。这种拔苗助长的做法特别忌讳使用在孩子身上。

关于抗生素的误区

目前家长们对抗生素的了解比较多。这导致出现了两种比较极端的现象，一类家长对抗生素特别排斥，有些时候甚至在有明确适应证、医生建议使用抗生素的情况下也会拒绝使用。其实，抗生素的滥用是指没有适应证情况下的使用，有适应证时使用抗生素就是正确的使用。而且一旦患者被确定为严重的细菌感染，就需要使用抗生素，一味地排斥反而会导致细菌继续繁殖，疾病更加严重。而另一类家长则把抗生素当作万能药，孩子有个头疼脑热就先吃点抗生素顶上。尤其是一些体质较差的孩子，家长担心孩子的病情加重，也不管有没有细菌感染，即使是打个喷嚏，也早早地就把抗生素用上了，这种情况就是一种典型的抗生素滥用。又或者孩子经常咳嗽，而且持续的时间比较长，有些家长就给孩子长期服用抗生素，这种情况也属于滥用。很多长期的咳嗽要排除过敏和变异性哮喘等疾病的原因，如果确定了是由细菌感染以外的原因引起的，那么服用抗生素并不会产生效果。

不得不说，现在的很多妈妈都是学霸。在掌握了一些关于疾病和用药的基本技能之后，她们又开始了对某些药物的深入了解。很多时候，我在咨询过程中，感觉并不是在为妈妈们答疑解惑，而更像是在跟同行探讨。抗生素问题就是我和妈妈们经常探讨的话题之一。坦白来讲，抗生素的使用问题，有的时候连医生都很纠结。

我曾经和一位儿科医生朋友就此话题聊过，他说："很多疾病可以自愈，比如感冒，单纯的感冒不用特殊治疗。但是疾病往往不按套路来，谁也不知道普通的感冒会发展成什么样子，每年因为感冒而最终死亡的人也不在少数。那么问题来了。孩子发热来看医生，仅有普通感冒症状，我会让家长回去以护理为主，多观察，随时复诊。但孩子的病情变幻莫测，一两天之内发展成肺炎的情况也是有的，这时家长就会认为，一定是之前那个庸医把孩子的病给耽误了，要是早点开抗生素就不至于发展成肺炎。而有的时候，孩子已经明显地出现了呼吸道感染症状，我就给开了抗生素，有些家长却又会摆明了说：'我们不想用抗生素，能不能换成别的药？'回头一转身就骂：'什么医生？就知道用抗生素，这不坑孩子吗？'"朋友说完连连摇头，这年头医生不好做，儿科医生尤其不好做……

要想弄明白抗生素的事儿，必须得先了解一下它的作用与原理。

孩子的身体在生长，抵抗疾病的能力也在不断增强。这种能力就好比体内有一支军队，专门用来抵抗外来入侵的细菌和病毒。但是这支军队也需要操练。如何操练？不能光纸上谈兵，当然要靠实战！抗生素则好比外援，如果我们一有风吹草动就请来外援，自己的军队就会散漫、无战斗能力。一旦外援掉链子（产生耐药性），情况就比较麻烦了。

与此同时，请外援也是要付出代价的，比如"我军"辛辛苦苦培养的盟友（体内益生菌），也会被外援不分青红皂白地一并杀死。但是，如果我们一味地固守，遇到强大的"敌军"还是死要面子不请外援，那么全军覆没也不是闹着玩儿的。

因此，什么时候该请外援，什么时候不该请，这就是大家经常会纠结的地方。下面我主要说说什么时候不该请外援，也就是如何预防抗生素滥用。其实，抗生素滥用不只包括过度使用，不规范使用也一样是滥用，比如下面这几种情况：

把抗生素当作"消炎药"。诱发炎症出现的因素相当多，总体可分为四大类：生物因素，如细菌、病毒、寄生虫等；物理因素，如热、辐射等；化学因素；免疫过度因素。很明显，这些"炎"病中，只有由细菌引起的炎症，使用对该细菌敏感的抗生素才会有效，而细菌引起的炎症只占炎症比例中的小部分。因此，很多家长在孩子摔伤、烫伤过后，为了预防伤口发炎给孩子吃消炎药是非常错误的做法。这不但不能达到治疗目的，还会在无形中造成抗生素的滥用。

用抗生素治疗病毒性疾病。普通感冒无须药物治疗，属于自愈性疾病。一旦出现了感染性并发症，那就不是感冒了，而是新的疾病，如支气管炎、肺炎等。其实，孩子在生长发育过程中遇到的绝大多数疾病都是病毒性的，并不需要使用抗生素。医生只有在综合评估之下，认为孩子有细菌或者其他病原体感染的可能，权衡利弊后才会建议使用抗生素。

用抗生素预防感冒。即使是流感疫苗，也只是对流行性感冒有预防作用。没有任何药物可以预防普通感冒。

在确定了需要使用抗生素的情况下，医生会开具相应疗程的用量，说明书中大多也会标注。很多谨慎的妈妈深知抗生素不可以乱用，所以在给孩子使用的时候内心纠结得很。比如，有时孩子服用抗生素两三天后，症状就有了明显的减轻，甚至消失了，这时妈妈就认为孩子已经好了，于是擅自停掉了抗生素。

这就好比仗还没有打完，援军就忽然撤退了，后果可想而知。细菌此时一看援军撤了，很有可能猖狂反扑，而且有了和抗生素作战的经验。于是孩子再次使用抗生素的时候，药效就会打折，也就是所谓的耐药。**因此，在确定了是细菌感染并且治疗有效的情况下，抗生素一定要吃够疗程。**注意，这里指的"吃够疗程"一定要在"确定细菌感染"和"治疗有效"的情况下。我曾经遇到过的一个妈妈就有这方面的困扰，孩子出现了生病症状，她自行决定给孩子服用了一天的抗生素，之后带孩子去了医院，结果医生诊断是病毒感染，于是回来后这位妈妈对于是否给孩子继续服用抗生素纠结不已。她认为之前孩子已经吃了一天的抗生素，就一定要吃满 3 天，否则会产生耐药性。这恐怕是很多妈妈在抗生素使用上的另一个误区。如果发现抗生素的使用并无必要，我们是可以随时停掉它的。

大多数情况下，如果是细菌感染，使用抗生素 2 ～ 3 天后，孩子原有的症状就会有所好转。如果不见效，甚至症状持续加重，为稳妥起见，一定要及时再次就医，看看有没有调整治疗方案的必要。

有的妈妈认为，同时使用几种抗生素，可以达到细菌全覆盖的效果。其实，这样做不仅不能增加疗效，反倒容易造成细菌耐药。而且，同时使用的药物种类越多，孩子承担不良反应的概率就越大。还有的时候，家长们对孩子使用过的、见效的抗生素会产生好感，在孩子下次生病的时候这些药物往往会成为首选。其实这种"经验性"用药并不靠谱，因为孩子每次疾病的发病部位、病原体都有可能不同，上次使用的药物不可能适用于所有情况，盲目用药会让孩子承担药物滥用的风险。

综上所述，孩子生病，只要精神状态好，家长就可以先观察一下，让孩子体内的"军队"实战一下再说。真的遇到拿不准的情况，要及时就医，必要时在专业人士的指导下来使用抗生素。即使偶尔一两次败下阵来，也不要捶胸顿足地后悔没早请外援，因为每次作战的过程都是免疫系统成长的过程，孩子并不会因此而吃亏。胜败乃兵家常事，孩子的生病过程也是如此。现在医药水平发达，只要家长们密切观察孩子的状态，感觉苗头不对就及时就医，一般情况下也不至于给孩子带来过于严重的后果。

凡事都有两面性，尤其是在医学上，没有绝对的最佳方案。我们只有在权衡利与弊时观察天平更偏向哪一边，才能做出合适的选择，用这个来解释儿童用药最合适不过了。

前面提到的那个儿科医生朋友，我们的对话其实还有后续，我问他："遇到那么多纠结挨骂的情况，你总结出最佳的应对方案了吗？"

他说："当然有啊，就看家长们相不相信我喽！我会看着家长的眼睛，来判断他对我的信任程度。相信我的，我会多说几句，多解释几句，他们大多数时候都会很配合；不相信我的，我就看他对抗生素这个事是倾向于吃还是不吃，顺着他来吧，后面那么多排队的患儿等着，有时候我真的是有心无力，随缘了……"

Q&A **案例来了** 孩子咳嗽十多天了，这期间吃过头孢，还吃过 3 天的阿奇霉素，可是症状一直不见缓解，怎么办？有什么止咳药物可以推荐呢？

药师解答： 咳嗽是孩子疾病过程中比较常见的症状，也是家长们最看不下去的症状之一。像嗓子疼、流鼻涕之类的症状，在孩子精神状态好的时候家长们往往不会特别关注。但咳嗽这个症状太明显了，家长听起来很闹心，尤其是夜间咳嗽。其实，咳嗽只是一个症状，它可能由很多种原因引起，如病毒感染、细菌感染、支原体感染、过敏、哮喘、气管异物等。

这位家长说的头孢和阿奇霉素都是抗生素。只有遇到细菌感染或支原体感染引起的咳嗽，药师才会考虑推荐使用这类抗生素。如果是病毒感染或过敏等原因引起的咳嗽，使用抗生素类药物是无效的。而且所有的抗生素类药物都是处方药，不适宜家长自行决定是否使用。即便是在需要使用的情况下，家长也一定要在医生的指导下、孩子有明确适应证的时候才可以使用。抗生素的滥用对孩子的危害很大，不但会让孩子无理由地承担不良反应的风险，还可能会增加耐药菌滋生的可能。

因此，当孩子出现咳嗽症状时，我们首先要寻找原因，而不是给孩子吃止咳药物。因为产生咳嗽的根本原因没有解决，吃再多的止咳药物也是没有用的。

常用的西药止咳药物有右美沙芬和福尔可定。这两种都是中枢性镇咳药，福尔可定还具有一定的成瘾性。如果 1 岁以上的孩子在感冒期间频繁咳嗽，并且影响到休息和生活的话，家长们不妨考虑一下让孩子服用蜂蜜，每次 2 ~ 5 毫升，注意是直接吃蜂蜜而不是喝蜂蜜水。很多研究都证实蜂蜜的止咳效果是很确切的。它没有什么药物成分，只要是正规厂家生产的，1 岁以上的孩子吃起来就比较安全。但是也不建议经常吃，毕竟蜂蜜糖分含量比较高，吃多了会抑制孩子的食欲。只有当蜂蜜的控制效果不好时，家长才应考虑给孩子偶尔服用一些镇咳药物。即便如此，4岁以下的儿童也是不建议使用中枢性镇咳药物的。

也有的家长认为，止咳药物不能吃，那就吃点化痰的药吧，肯定没有什么坏处。其实，真正需要使用化痰药物的时候也是很少的。只有在孩子的痰特别黏稠、不易咳出的情况下，药师才会考虑推荐使用化痰药物。

如果是普通的病毒性感冒，咳嗽是一个比较正常的情况，这时候咳嗽不但不是什么坏事，反而还是一个有利于疾病康复的机体自我保护反应。孩子正是通过咳嗽这个方式，将呼吸道内的细菌、病毒以及痰液排出体外，服用止咳药物反而有可能阻碍疾病的康复。普通感冒恢复期的咳嗽可能会持续1～2周，个别孩子可能会持续3周左右。但是，超过4周的轻度咳嗽或者持续时间较长的剧烈咳嗽，则需要及时去医院就诊，请医生排查一下其他并发症。

关于海淘药物的误区

这几年妈妈们都热衷于找渠道代购海外药品，总觉得国外的药物审批要比国内的严格，国外的儿童药品要比国内的安全。但其实情况并不是想象的那样，比如说退热药，全世界适合孩子使用的退热药就两个成分，对乙酰氨基酚和布洛芬，而海淘的沐舒坦和国内的沐舒坦其实并没有什么差别。再比如之前很火的日本鼻炎药，也被证实其实是因不良反应较大而被国内药厂很早就淘汰了的品种。

除了药物自身，语言不通也是障碍之一。我们看到的药品说明书通常都是代购自行翻译过来的，而代购毕竟不是专业人士，对药品说明书翻译的准确程度也有待考量。有时候他们为了销量，也许会进行一些虚假宣传，常用的套路就是宣称纯天然、无不良反应等。可随着"小绿叶""无比滴""紫雏菊""面包超人""猴枣散"等"网红"海淘药逐渐被曝光，我们其实早就该意识到，海淘儿童药物的风险其实是很大的。**与其辛辛苦苦地海淘，家长们不如使用我**

们国内自己的药物，或者国内已经审批上市的进口药物，这样才更加安全。

经常会有朋友问我，作为药师，我觉得哪些药物值得海淘。坦白来讲，在这方面我还真没有什么发言权。我只买过两种海淘药物：果味电解质水（类似于我们的口服补液盐Ⅲ）和维生素 D。在这两年的咨询中，我发现大家在海淘药物这个问题上难免存在一些误区，在这里我将咨询中比较常见的问题分享给读者们。

海淘退热药，其实没有什么特殊的

全世界可以给儿童安全使用的退热药物无外乎两种：对乙酰氨基酚和布洛芬，也就是我们国内多用的美林和泰诺林。美林和泰诺林都是强生的品牌，说白了也是国外进口品种，所以家长真没有必要去给孩子专门海淘这两种成分的药物。

有一款比较火的退热药是德国的"屁屁栓"，其实它的成分就是布洛芬。因为语言不通，曾经有位妈妈拿着这个药物向我咨询给孩子使用的药量，而她的孩子当时才 5 个月。我告诉她，含有布洛芬成分的退热药要 6 个月以上的孩子才可以安全使用。她当时特别惊讶，说代购告诉她，刚出生的小孩子就可以用"屁屁栓"，这药比国内的退热药安全很多。我当时真是哭笑不得，同样成分的药物怎么就安全很多了？代购这么胡乱推荐才是真正的不安全呢。涉及给孩子用药的问题，家长千万大意不得。

神奇的止咳药水

除了发热，儿童疾病中另一个常见的症状就是咳嗽。孩子咳嗽，家长听着揪心，于是就会想尽办法给孩子寻找有效的"止咳药物"。其中英国的"小绿叶"这个牌子的止咳药被咨询的次数最多。"小绿叶"里面的主要成分是常春藤提取物，有点类似于我们国家的中药。但就常春藤这个成分本身来说，它在儿童身上使用的有效性和安全性都不明确。而且"小绿叶"这种药物在英国是禁止 12 岁以下儿童使用的，它的英文说明书中标注："小绿叶"可能引起过敏反应，包括皮肤瘙痒、皮疹、呼吸急促、胃肠道反应等。

除了"小绿叶"，另外一款咨询比较多的止咳药是日本的"面包超人"蓝色止咳药水。这款药水虽然在 2017 年更改了成分表，把里面的可待因成分替换掉了（我国禁止 12 岁以下儿童使用含有可待因的药物），但这仍然不能掩盖它是复方感冒药的事实。目前国际上大多数国家的主流观点是，不建议 4 岁以下的儿童服用复方感冒药，没有证据显示它的收益大于风险。

咳嗽这件事真的不能操之过急，因为这很可能是孩子疾病康复过程中的必经阶段。**孩子咳嗽有利于身体废物的排出，盲目地服用止咳药物对孩子的病没有好处不说，反而有可能会延缓身体的康复。**而且咳嗽只是一个症状，并不能算作疾病，我们要仔细分析引起孩子咳嗽的主要原因是什么。比如，是鼻涕倒流引起的，还是细菌感染引起的，抑或过敏原因引起的。搞不清楚原因，用再多的止咳药物也是治标不治本，达不到解决问题的目的。因此，不管是海淘的止咳药，还是国内的止咳药，给孩子使用时务必谨慎。

"万能"鼻炎药

作为资深鼻炎患者，每年我最痛苦的那一个月，身边总会有一些热心肠的朋友推荐药物。看得出来，鼻炎患者这个群体正在逐年扩大中，这些朋友有的推荐偏方，有的推荐面罩，但这两年大家更多地推荐日本的鼻炎药。我带孩子去日本那年，就有好多朋友拜托我代购这种药，甚至有的人说不管牌子和药名，只要是日本产的用来治鼻炎的喷剂通通可以。

一个 4 岁男孩的妈妈曾经过来咨询，说自己的鼻炎在喷了日本的鼻炎药之后好了很多。不是都说外用药物安全系数大嘛，这种日本鼻炎药还不含激素，肯定更没问题了。于是这位妈妈便专门托人在日本给同样有鼻炎的儿子代购了一瓶。孩子最开始使用的时候效果是不错，可是用了一段时间之后，鼻炎反而越来越严重了，最后甚至到了晚上不得不张嘴呼吸的程度。这时这位妈妈才想起来带孩子去医院，结果孩子被医生诊断为药物性鼻炎。

日本的鼻炎药中大多含有一种叫作盐酸萘甲唑林的成分，属于鼻黏膜减充血剂，能够迅速缓解鼻塞、流鼻涕等鼻部症状。但这种药物只能用来短期缓解症状，在症状缓解后要及时停掉，最长使用时间不能超过 7 天，否则容易引起药物性鼻炎。而且这个成分的药物大多不建议 6 岁以下的儿童使用。

历尽千辛，漂洋过海，你买的可能就是一些糖水

有些药物是国内有、没有必要海淘的，有些药物是不适合儿童使用、不建议海淘的，还有一些药物则可能就是个安慰剂，比较常见的是那些所谓的"顺势疗法"药物品种。

"顺势疗法"是来源于美国的一种传统替代疗法，是美国一名医生当时拍着脑门想出来的。随着现代医学的日新月异，这种没有循证医学证据、没有有效性和安全性的药物已经逐渐被取代了。有的"顺势疗法"药物只含有极低浓度的药物成分，孩子吃了可能起不到任何作用，这些药物和糖水的成分并没有较大差异。而一些浓度稍高的药物虽然声称纯天然、无不良反应，但其实出现不良反应的案例并不少见。2012 年，美国有超过 10 000 例的中毒事件和"顺势疗法"有关，而且很大一部分发生在 5 岁以下的儿童身上。

如果家长们不能很好地分辨这类产品，那么最稳妥的办法就是通通都不要

给孩子使用。

说说我的海淘药

丁丁小的时候有一次感染了轮状病毒，我给他调配了口服补液盐之后先尝了一口，结果发现那味道糟糕极了。我看了一眼又拉又吐的儿子，真替他担心，这个药孩子怎么喝得进去啊？后来因为一个偶然的机会，我知道了国外有种水果口味的电解质水（也就是补液盐），于是就买了回来。再后来丁丁得了疱疹性咽峡炎，我就把这个水果味的电解质水冲调好，放在冰箱的模具里冻成冰棒给他吃。这样既能补液又能缓解嘴巴疼，简直一举两得。这种良心产品值得推荐。

此外，我还海淘过 Ddrops，国内同类品种的药物一盒 40 元左右，能吃 20 多天。这款海淘药物 100 元左右能吃 3 个月，于是我基于性价比选择了这种产品。当然，关于性价比的问题，我也没有去对比更多的同类产品，而且孩子从小到大也不是就只吃这一种维生素 D，其他的也都尝试过，只是这款用得比较久而已。

除了上面这两种药物，其他的儿童药物我都没有海淘过。这里面有贵的因素，也有语言不通的因素，更有我对购买途径不放心的因素。国外有些东西是不错，但这并不代表国外的一切东西都是好的，尤其是药品这件事，家长谨慎一点总没坏处。

关于喂药的误区

丁丁小的时候由于经常生病没少吃药，最开始吃药的时候我真是为他操碎了心。印象最深的是有一次吃抗生素，为了让他接受，我特意跑去离家很远的医院买了草莓口味的药品。可是小家伙并不领情，左哄右哄也没有实质性的进展。那天晚上正好我值夜班，于是只能匆匆忙忙写了一张吃药的单子留给丁丁爸爸，之后就赶忙去单位了。到单位后，我给丁丁爸爸打电话问丁丁把药吃进去了没，他支支吾吾地说吃进去了，让我安心工作。

第二天下班，我回到家后看到儿子情绪不错，热也退了，于是一扫夜班的疲倦。小家伙跑过来冲我一笑，我惊讶地发现，他的门牙居然少了半颗……原来丁丁爸爸情急之下，用家里的瓷勺子跟孩子死磕了一下，结果药是吃进去了，但孩子本来就质量不佳的门牙被碰掉了半颗。由于丁丁极度排斥看牙医，于是这半颗门牙就伴随着他度过了稍后的整个乳牙期。

不过有失必有得，丁丁在后来的吃药过程中都异常配合。只要到了吃药的时候，丁丁爸爸就拿着药过去问："我来喂还是你自己吃？"这时候丁丁就会不自觉地用舌头舔舔那半颗门牙，然后坚定地从爸爸手里接过药一饮而尽。

从喂药这方面来说，我家绝对是个反面教材。痛定思痛之后，我总结了以下几点喂药技能给家长们。孩子都健健康康的不需要吃药最好，但一旦需要吃药，喂药这项技术活还是有必要掌握一下。

准备一：同类药物选择适合孩子的口味和剂型。

比如，有液体制剂就不要选择片剂或者胶囊，有口感好的就不要选择偏苦的。有些时候家长可以在允许的情况下脑洞大开一些，比如像我一样，在孩子口腔和嗓子疼、进食进水困难的情况下，把口服补液盐溶解后制成冰棒，既能缓解疼痛又能补充电解质。

准备二：看准服药剂量，安排好服药的时间间隔。

妈妈们也许觉得这点提醒有些多余。我们给孩子喂药，剂量和次数的问题难道还搞不清楚吗？没错，有些妈妈确实在这方面存在误解。有的药物会标注"顿服"，如阿奇霉素，很多妈妈会理解为药物和三顿饭一起服用，其实阿奇霉素是一天服用一次的。而有的药物给到的剂量是一天的剂量，需要除以服药次数，如头孢地尼说明书中标注的服用剂量是儿童每日 9～18 毫克/千克，分 3 次服用。

分 3 次服用其实也不是跟着三顿饭时间一起给药，而是需要每 8 小时给药一次。以此类推，一天分 4 次给药就是每 6 小时给药一次，一天分 2 次给药就是每 12 小时给药一次。

准备三：喂药器。

工欲善其事，必先利其器。我们家这个"器"就选得不怎么好。事后我曾经跟丁丁爸爸交流过，问他为什么选择了瓷勺，他说当时就想找个一次性能把药都装进去、喂药时又不会洒的器具。瓷勺子既结实又深，这两点要求基本都具备。我默默地翻出用瓷勺、玻璃勺喂药导致孩子嘴巴割伤的新闻给丁丁爸爸看，他后怕之余又问我："那以后咋办？"

现在，药店或者母婴用品商店大多都会卖儿童专用喂药器，装置类似于注射器的样子，简便易用。其实，滴管、喂药器和注射器都是给儿童喂药的不错的选择。即便是使用小勺子之类的器具，也要选择结实且光滑的塑料制品，铁制、瓷制和玻璃制的勺子安全系数比较低。

准备四：喂药前的沟通。

对于尚且无法沟通的小宝宝来说，我们可以直接跳过这个步骤看下一条。而如果是较大的宝宝且对吃药比较排斥，那家长恐怕就要动一些心思了，否则在弄得家里鸡飞狗跳的同时，还不利于孩子疾病的康复。

网络上曾经有妈妈总结了喂药十大技巧，光看标题我们就能猜到一二，什么笑里藏刀法、偷梁换柱法、同甘共苦法、鼓励表扬法、绘本引导法，等等。家长们可以结合自家孩子的脾气秉性选择适合的方法，当然这个也要看家长的脾气怎么样。之前有个朋友因为给孩子喂药反复劝说无效，最终大动肝火，不但药没喂进去，还把孩子给揍了一顿。这年头，当妈不易，当孩子更不易啊！

准备五：喂药姿势。

孩子经常服用的药物大多是液体制剂，正确的姿势是先把半坐着的宝宝抱在怀里，让他抬起头，脸偏向一边。然后家长就可以试着把药勺、滴管、喂药器或者注射器伸到孩子舌根处，轻轻压住。这个动作不但可以帮助宝宝吞咽，还能避免呛咳的发生。在确认宝宝吃进去之后，家长就可以把喂药用具拿出来了。如果是滴管取药，要注意保持滴管的头部别被污染。家长千万不要因为着急就胡乱给宝宝喂药，如捏鼻子、掰开嘴巴硬灌等。这样不仅容易引起宝宝呛咳，还会增加患中耳炎的风险。

大一点的孩子吃药就不用这么复杂的姿势了，丁丁后来能拿着药杯一饮而尽，颇有些男子汉的悲壮色彩，吃药的事倒是省心了。

关于喂药的事情，注意事项其实还有很多：如服药的时间安排，餐前还是餐后，早上起床后还是睡前；如服用药物的顺序，先吃哪个后吃哪个；又如哪些药物只能用水送服，哪些可以混在食物里吃。这些情况就需要具体问题具体分析了，拿不准的请务必咨询专业人士。

02

1～3个月，萌宝驾到，细心呵护不能少

湿疹、尿布疹、新生儿鼻泪管阻塞、肠绞痛、胃食管反流，这些都是宝宝出生后几个月内可能会困扰各位新手爸妈的疾病。

　　宝宝出生之后，全家人在充满喜悦的同时难免会遇到手忙脚乱的情况，尤其是新手爸妈。我自己就是一个典型的代表，生老大的时候年纪还轻，看着那一团小小皱皱的肉球躺在那里动不动就哭，真是无从下手。如果每天只跟孩子的吃喝拉撒打交道还算是幸福的，怕就怕孩子出现一些异常情况。去医院吧，担心这么小的孩子再被传染上其他疾病；不去医院吧，心里又没底，怕孩子的病情变严重了。真是要多纠结有多纠结。

　　3个月以内孩子的常见疾病有湿疹、尿布疹、新生儿鼻泪管阻塞、肠绞痛、胃食管反流等。下面我就针对这几种常见又容易让人手足无措的情况逐一给大家分析。

家有湿疹宝宝怎么办

　　在我们小时候，孩子的脸大多数是红红的，但那时候妈妈们并不在意。因为出现这种情况要么是天气寒冷冻的，要么是空气干燥干的。现在生活好了，屋子里暖和了，孩子的护肤品应有尽有，可是脸蛋红红的宝宝却越来越多了，这到底是怎么回事呢？

湿疹高发于 5 岁以下的儿童。全世界每 100 个婴儿中，就有 10 ～ 15 个患有湿疹。儿童湿疹大多发生在孩子出生后的前 3 个月，6 个月以后症状逐渐减轻。大多数湿疹宝宝在 1 岁半之前可以痊愈，但也有个别孩子会反反复复发作持续到 5 岁。

湿疹的预防

湿疹属于过敏性疾病，发病原因目前还没能完全研究清楚。主流观点认为，湿疹属于过敏性疾病的一种，遗传是引发湿疹的主要原因。也就是说，假如父母患有哮喘、过敏性鼻炎、湿疹等过敏性疾病，宝宝患上湿疹的概率就会高一些。

另外，儿童的免疫功能尚不完善，皮肤对外界各种刺激的反应也比较敏感，这些也是引发湿疹的原因。比如，刚开始添加辅食的婴儿，口唇周围是湿疹的高发地带，但这很有可能是由频繁擦拭或者保湿不及时引起的，并不一定代表婴儿对刚添加的辅食过敏。通常遇到这种情况，只要疹子不是很严重，而且宝宝身体其他部位也没有任何不适，还是可以继续吃辅食的。另外，家中的毛绒玩具、地毯等也有可能引起婴儿湿疹。

现在比较热门的学术观点叫作"卫生假说"，大意是生命早期接触"脏"一点的环境能避免后期可能出现的过敏性疾病。但妈妈们不要误会，这种观点不是说把孩子养得"脏"一些就可以避免得湿疹，只是建议我们在日常生活中不要过分地给宝宝的衣物、玩具以及餐具等消毒。同理，乳母的乳头也不要过分擦拭，更不要做消毒处理！母乳的好处之一正是"带菌喂养"，让宝宝多接触天然的"益生菌"，能降低今后发生过敏的概率。过于"清洁"可能真的不利于孩子去适应这个地球。

宠物曾经被认为是引起婴儿湿疹的原因之一，这种说法近几年来受到了质疑。《自然》杂志的 Outlook 专刊里曾经有一篇文章，题目叫"狗狗的力量"，证明了在生命早期接触狗狗，可以让婴儿体内的微生物丰富度更高，更有利于其今后免疫系统的构建。看到这里，喜欢宠物的妈妈们一定会很开心吧。不过，如果已经确定宝宝是因为接触宠物而导致湿疹症状加重了，或者其他过敏症状加重了，那还是避开为好。

另外，纯母乳喂养婴儿4～6个月，有助于预防或减少过敏和湿疹的发生。

湿疹的家庭护理

针对轻度的湿疹，我们关键要做好保湿工作。可不要小看这项工作，同样是保湿，不同妈妈操作出来的效果可能大不一样。这里给大家讲两个小故事，故事的小主人公分别叫宝宝和贝贝。

宝宝 2 个月的时候开始起湿疹，妈妈开始并没有当回事。听说湿疹关键在保湿，所以妈妈开始使用各种润肤露早晚给宝宝擦。可是仍然不见效，尤其在孩子每次洗完澡的时候湿疹似乎更严重了，导致妈妈后来都不敢给孩子洗澡了。她感觉宝宝很痒，又听说炉甘石洗剂可以止痒，于是也买来给孩子用。没想到越用孩子的湿疹越严重，她不得已才带孩子去了医院。妈妈很疑惑，她是在给孩子的皮肤保湿，也在对症用药，为什么不见效呢？

贝贝同样也是在 2 个月的时候开始起湿疹。妈妈发现之后立刻把家里的润肤露换成了润肤霜，而且不是只有每天早晚给孩子用，白天如果发现孩子的皮肤有变干燥的趋势，也会及时地涂抹上一层厚厚的润肤霜。每次给贝贝洗澡的时候，妈妈都会注意控制水温不要过热，洗完澡之后轻轻擦干孩子的皮肤，趁着皮肤表面还湿润的时候，立即涂抹上一层厚厚的润肤霜。在屋子里温度适宜的情况下，她还会多给孩子按摩一会儿，让润肤霜更好地渗透到皮肤中，达到深层保湿的效果。妈妈平时还给贝贝选择宽松透气的纯棉衣物，杜绝一切丝绸或者化纤类的物品直接接触到孩子，把一些质量比较差的毛绒玩具都扔进了垃圾箱，还收起了家里的各种毛毯……

贝贝湿疹的情况控制得很好，但是到了5个月开始长牙的时候，问题又来了。由于经常流口水，脸部的湿疹又加重起来。于是妈妈给贝贝准备了一块柔软的小毛巾，每次流口水之后都帮贝贝及时清洗，清洗过后用小毛巾吸干水，再立刻涂抹一层厚厚的润肤霜。贝贝在妈妈的精心护理之下，湿疹一天一天地好起来了。小牙长出来之后，贝贝流口水的症状就好转了，脸部的湿疹也没有再犯过。

药师小提醒
TIPS

关于湿疹的护理措施

一、注意选择乳膏或者霜（cream），严重湿疹要用软膏（ointment）。不管哪种湿疹，都不建议选择乳液（lotion），因为乳液的含水量大，很难达到湿疹所要求的保湿效果。至于具体的品牌其实不用过于纠结，丁丁和当当小时候用的都是市场上非常常见的品牌。

二、选择纯棉、柔软、宽松的衣物，不要给孩子穿丝、毛、化纤、麻等材质的衣物。床单、被罩要勤更换，尽量选择适合儿童的洗涤用品，尤其不建议使用碱性的洗涤用品。

三、及时给宝宝修整手指甲，以免抓破患处。另外，要慎用手套。从安全角度考虑，手套的设计和里面的线头都有可能导致婴儿指端血液循环不畅，由此造成婴儿截肢的报道不是没有。

四、洗澡水的温度不宜过高，不要超过 40℃。每次洗澡的时间不宜
　　过长，控制在 10 分钟左右为宜。洗澡的频率也不宜过高，要根
　　据孩子的月龄、季节、居住环境等综合考虑。在保证卫生、舒
　　适的前提下，尽量不要过于频繁地洗澡，否则可能会引起患处
　　的瘙痒加重。

　　说实话，每个湿疹宝宝的妈妈内心都有过焦虑的过程，包括我自己在内。由于我本身就是过敏体质，所以丁丁和当当小的时候都得过湿疹。尤其是丁丁小的时候，每次去注射疫苗，别人家孩子的小脸蛋都是光溜溜的，而我的宝贝脸上却红红的都是湿疹。虽然孩子可能不是很难受，但我这个当妈的心里别提多难受了。到了当当起湿疹的时候，我明显就淡定了很多，心里也接受了孩子得湿疹的事实。安心做好保湿护理，严重的时候合理使用激素类药膏，随着月龄的增长，孩子在不知不觉中就恢复了健康。

　　一路看下来大家可能明白了，所谓湿疹的应对措施，简单来说就是保湿 + 激素。**如果做足了保湿工作，湿疹依然没有得到控制，那就该轮到激素上场了。**

　　"什么？激素！不行！"这是大多数妈妈听到"激素"这两个字之后的抗拒反应。其实，激素并不可怕，大家所认为的激素会引起不良反应的情况，都是长期大量口服或者注射激素类制剂才可能会发生的事情。给儿童短期使用弱效类外用激素，一般不会对孩子造成伤害：一方面，这些药膏本身的激素含量就很低，通常只有百分之零点几到百分之几；另一方面，皮肤外用的药膏通常被吸收进入血液的量很少，相比于口服和注射用药来说安全系数很大。

儿童湿疹如果使用激素类药膏，药师通常都建议从弱效类的激素开始用。国内比较常用的激素类药膏药效从弱到强的排序为：0.01% 的氢化可的松乳膏（哈药产或者长春产）<0.05% 的地奈德乳膏（力言卓）<0.1% 的丁酸氢化可的松软膏（尤卓尔）<0.1% 的糠酸莫米松乳膏（艾洛松）。我们可以由弱到强给孩子尝试使用。

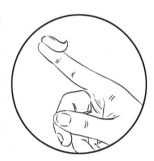

涂抹的剂量根据孩子的湿疹发生部位以及湿疹的面积来决定。一个比较方便的剂量衡量单位是"指尖单位"（Finger Tip Unit，FTU）。口径为 5 毫米的药管挤出从食指第一关节到指尖的药量，即为 1 指尖单位，如图 2-1 所示。1 指尖单位的药量大约等于 0.5 克，可以涂成年人两只手的面积。

图 2-1　1 指尖单位的药量

不同身体部位的湿疹，激素类药膏的使用量也不同。图 2-2 说明了身体部位，表 2-1 则给出了具体身体部位的激素类药膏使用量。

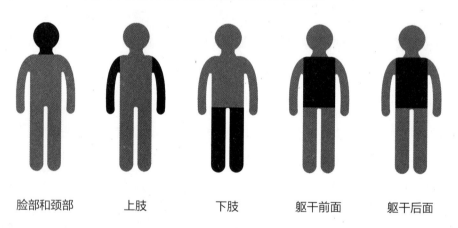

| 脸部和颈部 | 上肢 | 下肢 | 躯干前面 | 躯干后面 |

图 2-2　身体部位说明

表 2-1 具体身体部位的激素类药膏使用量

儿童	脸和颈部	双上肢	双下肢	躯干前面	躯干后面	全身（除头颈）
3～6个月	1 指尖单位	2 指尖单位	3 指尖单位	1 指尖单位	1.5 指尖单位	8.5 指尖单位
6个月到2岁	1.5 指尖单位	3 指尖单位	4 指尖单位	2 指尖单位	3 指尖单位	13.5 指尖单位
3～5岁	1.5 指尖单位	4 指尖单位	6 指尖单位	3 指尖单位	3.5 指尖单位	18 指尖单位
6～10岁	2 指尖单位	5 指尖单位	9 指尖单位	3.5 指尖单位	5 指尖单位	24.5 指尖单位

那么，市面上琳琅满目的湿疹药膏能用吗？我的回答是不建议使用。

药师小提醒
TIPS
不建议使用湿疹药膏的原因

一、如果这种药膏起效很慢，那它其实在很大程度上与保湿霜效果类似，那还不如直接就用保湿霜，既安全又经济。

二、如果这种药膏见效迅速，那保不齐厂商偷偷摸摸地添加了激素成分。与其稀里糊涂地用这种药膏，还不如明明白白地用成分已知的激素类药膏。这类药膏以中成药药膏最为多见，被曝光的有很多。

三、很多药膏打着湿疹膏的幌子，但其实并不算是药品。我们注意看药盒就会发现，它们的批准文号大多是"妆"字头或者"消"字头的，这代表它们被归类为化妆品或者消毒品。这种产品的审核相比于药品的审批要宽松很多，给孩子使用的时候存在健康隐患。

总之，"阻击"湿疹很有可能是个持久战，但绝大多数孩子的症状都会随着月龄的增长自行缓解。只要家长做好日常的保湿工作，注意生活中的护理细节，必要的时候合理使用激素药膏，将湿疹的发作频率和强度控制在一定的范围内，那么剩下的事情就交给时间好了。与此同时，家长们要放松心态，因为目前已经有研究显示，家长过于焦虑不利于孩子湿疹的康复。

Q&A 案例来了 孩子 3 个月，湿疹反复发作。朋友推荐了几种中药成分的湿疹药膏，请您帮忙看看能不能用。

药师解答： 目前比较推荐的用来缓解湿疹症状的方法其实主要就是两种。一种是低敏的保湿霜，通常用来应对较轻症状的湿疹。而另一种则是激素类外用药膏。很多家长听到"激素"两个字就非常恐惧，会联想到很多严重的不良反应。但是宝宝湿疹使用的激素类药膏其实大多是弱效类的激素，而且激素含量很低，涂在皮肤表面真正吸收进入血液的药量几乎检测不到，不会产生激素类制剂的那些不良反应。

我不太建议给孩子用那些声称可以治疗湿疹的中药药膏。首先，这些药膏的生产厂家资质良莠不齐，很难保证其安全性。其次，这类药膏大多成分复杂，保不齐哪种成分就会引起孩子皮肤过敏。家长可以换个思路，如果这个药膏抹上之后效果立竿见影，那也要考虑一下，这里面是不是被偷偷摸摸地添加了激素。要不然效果怎么会这么迅速呢？

与其使用不明不白的激素，还不如明明白白地使用成分已知的弱效类激素，这样更加安全。如果这类药膏见效很慢，那也许低敏的润肤霜就可以替代，也没必要去额外花钱买这类药膏。

湿疹属于过敏性疾病，药物不可能将其彻底治愈，所有的方法都只能缓解症状，尽量减少复发的可能。但是，湿疹虽然不可以治愈，却可以自愈，绝大部分孩子随着年龄的增长，症状都会逐渐消失，所以妈妈们也不用因为孩子患了湿疹而过于纠结。

烦人的尿布疹

几乎每个宝宝在人生中最初的几个月，都出现过不同程度的尿布疹。尿布疹就是我们俗称的"红屁股"，严格来说，所有尿布覆盖区域出现的皮肤问题都应该归为尿布疹的范畴。新生儿的皮肤娇嫩，很容易受到尿液或者粪便的侵蚀，让原本粉嫩的小屁股变得红红的，有时候严重了还会发生皮肤表面破损的情况。尿布疹看着挺严重，但其实大部分情况下，只要家长发现得早、处理得早，宝宝很快就可以康复。因此，家长们在每次换尿布的时候，都有必要仔细检查一下宝宝的小屁股有没有异常。

尿布疹的正确护理方法

护理尿布疹，简单来说就是三个步骤：清洁、干燥和涂抹护臀霜。

清洁

宝宝每次大便之后，都要用清水清洗小屁股，最好能用温热的流水清洗，这样会清洗得比较彻底。清洗时要用婴儿专用的清洁用品，不要使用碱性强的皂类，否则会加重宝宝的皮肤刺激症状，不利于尿布疹的愈合。有的妈妈习惯用湿巾帮助宝宝清洁，其实这样清洗得并不彻底，而且湿巾中往往会添加一些消毒成分和香料，让宝宝已经红了的小屁股雪上加霜。除了外出不方便的情况，最好还是用清水来清洗。

干燥

宝宝得了尿布疹，保持干燥是关键。平时我们在给宝宝清洗之后会直接擦干，但得了尿布疹的小屁股十分脆弱，所以在宝宝患尿布疹期间这样做就不适合了，建议采取"蘸干"的方式来操作。有的妈妈为了让干燥的步骤更迅速彻底，想到了用电吹风帮助宝宝干燥的方法。这么做原则上没有问题，但家长要确认好风速和温度，不要烫伤孩子。除此之外，电吹风的噪声也不要过大。之前我有一个朋友想用这个方法，结果电吹风吹响的刹那孩子被吓得号啕大哭，她在慌乱之中没有拿住，电吹风直接掉到孩子屁股上形成了烫伤。真是"屋漏偏逢连夜雨"，她吓得以后再也没敢用电吹风帮宝宝吹干。就连她自己之后每次用电吹风吹头发，脑海中都会闪现出那令人后悔不及的一幕。

涂抹护臀霜

在干燥的问题解决之后，如何让小屁股保持持续的干燥呢？宝宝频繁大小便，小屁股始终保持干燥很难做到啊。于是聪明的人们发明了护臀霜这个东西。

护臀霜的主要功能是阻隔水分，这样才能保证宝宝脆弱的皮肤表面不被尿液和大便侵蚀。它最常见的两种成分是氧化锌和凡士林，基本上都不会被皮肤吸收，所以妈妈们不用担心安全性的问题。护臀霜不属于药品，药店一般买不到，但在母婴用品商店比较常见，也可以网购。因为隔水性好，护臀霜很难清洗，但实际上家长也不需要在孩子每次大小便之后都将护臀霜彻底地清洗掉。如果孩子小便之后，护臀霜没有被破坏，可以在必要的清洗、干燥之后补涂一部分。如果大便将护臀霜破坏得特别彻底，可以用棉签蘸着少量的食用油将护臀霜擦拭掉再进行清洗，之后再进行新一轮的干燥、涂抹护臀霜。

除了以上三个步骤，在极少数的特殊情况下还会增加"第四环节"——抗感染。

超过3天以上不愈合的尿布疹，家长要警惕是否伴随着感染症状。如果并发了真菌感染，可以使用酮康唑乳膏（金达克宁）或者咪康唑乳膏（达克宁）。少数情况下会并发细菌感染，这时候可以使用莫匹罗星软膏（百多邦）或者红霉素软膏等，必要时要及时就医。

宝宝有尿布疹，换成老式尿布有用吗

妈妈们闲聊的时候经常会抱怨，老人们帮忙带孩子不喜欢给孩子用尿不湿。尤其是孩子一旦发生了尿布疹，他们就更有理由拿出老式尿布来给孩子用了。其实，传统的尿布并非一无是处，从透气性来看它是优于尿不湿的。如果家长能盯住孩子的小屁股，及时发现大小便及时更换，老式尿布也可以作为选择之一。但在实际生活中，家长们很难做到随时盯着孩子排便，稍有不注意，孩子就会被浸泡在屎尿之中，让尿布疹更加严重。而且老式尿布无法做到无菌，反复清洗之后容易变硬，还有吸水性以及包裹性比较差等不能忽视的弊端。

我家丁丁小的时候用的是老式尿布，因为我是在老家生的他，而10年前尿不湿还没有在老家普及。丁丁爸爸记忆犹新地说，那时候他每天都在换尿布、洗尿布、晾尿布的无限死循环中度过，而且这期间丁丁还时不时地出现尿布疹的问题。生当当之前，我就一直给家里的老人灌输各种先进的育儿方法，其中尿不湿就是重点"洗脑"对象。孩子爸也从之前的死循环中彻底解放，多了很多时间陪丁丁写作业、逗当当玩儿、跟我聊天。他笑称是尿不湿让他享受到了真正的天伦之乐！虽然这个说法有些夸张，但在育儿知识如此丰富的今天，咱们做妈妈的一定要提前做好功课，这样才能最大限度地少走弯路，享受孩子成长的乐趣。

换成开裆裤可以解决尿布疹的问题吗

在回答这个问题之前，我们先来盘点一下开裆裤的弊端。首先，开裆裤是不卫生的。孩子小的时候经常会坐在地上，地面上的各种细菌容易造成孩子的外生殖器感染。其次，开裆裤是不安全的。对于有宠物的家庭来说，家中的宠物可能会咬伤孩子的外生殖器，这样的新闻报道并不少见，有的甚至导致孩子

终身无法生育。而没有宠物的家庭就安全了吗？也不是。没有宠物的家庭，孩子同样面临着其他"小磕小碰"的风险，比如男宝宝穿开裆裤坐着玩儿的时候外生殖器可能会被玩具夹到，又比如小孩子好奇心重，可能会把一些小物件塞到生殖器里等。

随着婴儿早期教育研究的不断深入，人们越来越意识到开裆裤作为一个时代的产物明显存在着很多缺陷。不论是在幼儿性教育方面，还是在培养孩子的自尊方面，它都备受诟病。开裆裤最大的优势就是透气性好，而透气性在如今的尿不湿技术上早已不是什么大问题了。

爽身粉可以解决尿布疹的问题吗

答案是否定的。大家不妨回忆一下处理尿布疹的三个步骤。虽然爽身粉在某种程度上可以做到"干燥"，但是却不能阻隔水分。孩子稍一出汗，爽身粉就立刻失去了意义。另一个不推荐的原因是，爽身粉的粉末特性有诱发孩子呼吸道疾病的隐患。

当孩子的尿布疹反复发作的时候，家长要从生活细节和孩子的实际症状上去排查原因。下面是我在咨询过程中遇到的两个典型案例，拿出来给大家作为参考。

Q&A 案例来了 宝宝 2 个月大，纯母乳喂养，尿布疹反复发作，位置在肛门周围。在注意了所有的护理细节和使用护臀霜之后，效果仍然不理想。孩子是过敏体质，出生之后得过严重的湿疹。

药师解答： 我在和这位妈妈充分沟通之后发现，她最近带着孩子回了老家。她的老家在海边，而回老家之后她经常会摄入海鲜类的食物。我建议她这段时间先不要吃海鲜，稍后孩子的症状果然就缓解了，这就是典型的由过敏原因引起的肛周湿疹。我给大家举这个例子的目的，不是为了让妈妈们稍后都小心翼翼地忌口。原则上，哺乳期妈妈的饮食习惯对孩子的影响并没有那么大。但针对反复发作的尿布疹，我们要从多方面去寻找原因。

案例来了　宝宝之前都好好的，突然反复发作尿布疹。

药师解答：这位妈妈在排查了所有的原因之后，把注意力聚焦到了尿不湿上。宝宝出生之后一直用某个特定牌子的尿不湿，妈妈每次都托朋友从国外代购。只是有一次恰好尿不湿用完了而朋友又没时间代购，于是她便在网上找了个代购买了两包这个牌子的尿不湿。孩子发生尿布疹的时间恰好就在使用这两包尿不湿的时候。之后妈妈把这两包尿不湿与朋友带回来的产品一对比，发现两者在手感和外观上都有一些细微的差别。换了新的尿不湿之后，果然孩子红屁股的情况就再也没有发生过，结果证实，宝宝的尿布疹是由来源不可靠的尿不湿导致的。还有个别宝宝，用一个牌子的尿不湿没有问题，换另外一个牌子就屡屡出现红屁股。虽然这只是个案，但同样要引起家长们的警惕。

药师小提醒
TIPS
尿布疹的应对措施

一、面对尿布疹，清洁、干燥、涂抹护臀霜一步都不能少。

二、出现感染，要及时使用抗感染药膏。

三、反复发作的尿布疹，要仔细排查各类原因。

四、老式尿布、开裆裤、爽身粉等，这些该躲的"坑"一定要躲开。

宝宝的眼睛里都是眼屎，是上火了吗

我曾经在眼科药房轮转服务多年，经常会在门诊看到新妈妈抱着尚在襁褓中的小婴儿前来就诊。这些宝宝很多都还没有满月，到底是多么严重的情况让还没出月子的妈妈就如此焦急地带孩子来看眼科？其实这种情况还真挺普遍，这些来就诊的宝宝的症状主要表现为眼屎多，有的甚至会呈现为脓性分泌物增多，医学上将其称作"新生儿鼻泪管阻塞"。

丁丁小的时候也遇到过这种情况，当时的我也是手足无措，心里想这么小的孩子怎么会得眼病？这刚出生眼睛就有问题，以后可怎么办？但我跟其他妈妈相比占据了一点"资源"优势。于是我立刻拍照片，打电话给我的眼科同学。那年头还没有微信，我是通过邮箱发照片给她的。经过漫长的等待，她短信回复我说："没事儿，晚点打给你！"我这颗悬着的心才放下来。

孩子为什么会眼屎多

这就要从鼻泪管说起了。鼻泪管是一个连接眼睛和鼻腔的狭窄管道。为了保证湿润，眼睛里会持续分泌一些泪液，而多余的泪液会通过鼻泪管流到鼻腔里，因为量很小，平时我们感觉不到这种流淌。但是，一旦这个狭窄的鼻泪管阻塞了，流不出去的多余泪液就会从外面以流泪的形式体现出来。时间久了，就会形成眼屎。

那问题又来了，为什么偏偏宝宝的鼻泪管容易堵呢？这是因为，宝宝在妈妈肚子里的时候，鼻泪管末端有一层黏膜，出生的时候受到阴道的挤压等作用，这层膜会破裂，然后鼻泪管才能通畅。但有一部分宝宝，因为这层膜比较厚，或者挤压不充分等原因，导致出生之后这层膜依然覆盖着鼻泪管，结果就造成了鼻泪管阻塞。

除了鼻泪管黏膜阻碍的原因，大家都知道，阴道也好，宫内也好，都是有菌的环境，一些感染因素也会导致鼻泪管形成粘连，进而阻塞。宝宝出生后，发生鼻泪管阻塞的概率约为6%。虽然这种疾病有些常见，但家长不用担心，因为90%的新生儿鼻泪管阻塞会在宝宝出生后6个月之内自行恢复。

新生儿鼻泪管阻塞的护理

鼻泪管阻塞的时候最容易引起的两个症状就是流眼泪和眼屎多。

虽然这两个症状都可以自行消失，但家长也不用眼睁睁地等着孩子自愈。**通过按摩手法，我们可以让孩子的鼻泪管更早地通畅起来。**具体的按摩方法见图2-3，用手指沿着孩子鼻泪管的方向，由上至下，适度地用力滑动按压。每天3～4次，每次按摩5～10下。

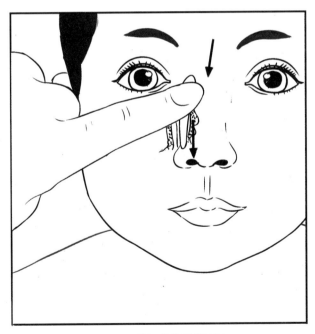

图2-3　鼻泪管的按摩手法

如果通过按摩，宝宝的症状在6个月后仍然不能缓解，又或者宝宝虽没到6个月，但经眼科医生评估后觉得有必要，就可以给宝宝进行泪道冲洗。

这里需要特别提示家长，给孩子按摩之前务必洗手。人的手是各种细菌和病毒的集结地，非常容易引起宝宝眼部感染。而手也不是随随便便洗的，这里推荐一种目前被普遍认可的洗手方法——六步洗手法，大家可以参考图2-4来操作。不要小看洗手这个环节，它会让我们在生活中获益匪浅。也不要嫌麻烦，现在连幼儿园的小朋友都可以很熟练地操作了，咱们作为家长千万不能落后。

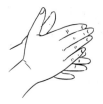

1. 掌心相对，手指并拢，相互揉搓。

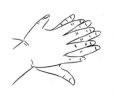

2. 手心对手背，沿指缝相互揉搓，交换进行。

3. 掌心相对，双手交叉，沿指缝相互揉搓。

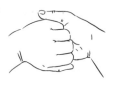

4. 弯曲手指，使关节在另一手掌心旋转揉搓，交换进行。

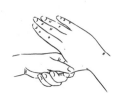

5. 左手握住右手大拇指，旋转揉搓，交换进行。

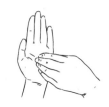

6. 将五个手指尖并拢，放在另一手掌心旋转揉搓，交换进行。

图2-4　六步洗手法

当宝宝的分泌物过多或者眼泪比较混浊时，那有可能是伴随了细菌感染。

这时候需要在医生的指导下使用外用抗菌药，儿童比较常用的眼部抗菌药是妥布霉素滴眼液和妥布霉素眼用凝胶。我们可以在孩子醒着的时候使用滴眼液，孩子睡觉之前使用眼用凝胶。凝胶覆盖效果好，持续时间长，睡眠期间使用不影响孩子视线，还可以提高感染部位康复的速度。

让人崩溃的肠绞痛

丁丁出生后头几个月经常号啕大哭，他太姥姥让我写个顺口溜贴在家门口的电线杆上，说是她小时候她妈妈就贴过。我一边偷笑老太太的可爱，一边纳闷这孩子到底怎么了。别看我现在说起来云淡风轻，其实当时内心处于极度崩溃之中。查了一些资料之后，我给丁丁诊断为肠绞痛。

肠绞痛是什么

肠绞痛并不是一种疾病，而只是一种症状，通常是宝宝无特殊诱因哭闹的主要原因。诊断方法如下：

Wessel 标准"3"法则：无原因哭闹每天不少于 3 小时，每周不少于 3 天，持续至少 3 周，在排除其他疾病诱因的情况下，可以考虑肠绞痛的可能。但实际情况是，很少有家长能忍 3 周，而大多数持续 3 周以上的情况，孩子也差不多快自愈了。因此，2006 年，罗马专家对婴儿肠绞痛的判定标准为：无明显原因突发的易激惹（遇到刺激或者不愉快的情况，即使极为轻微，也很容易产生剧烈的情感反应）、烦躁、哭闹，每天持续至少 3 小时，每周至少发作 3 天，至少持续 1 周，与此同时，孩子的生长发育正常。

肠绞痛的发病原因没有统一且确切的说法，大多发生在 2 周到 4 个月的婴儿身上，也有很少一部分会持续到 6 个月以后，症状在傍晚和夜间可能会加重。

可以肯定的是，婴儿肠绞痛具有自愈性。肠绞痛的发生率为 8% ～ 40%，其中 60% 的孩子在满 3 个月后症状会消失，80% ～ 90% 的孩子满 4 个月后症状会消失。没有任何证据表明，婴儿时期有肠绞痛症状的孩子在成长过程中及成年后，会与其他的孩子有区别。

肠绞痛发生的主要原因是什么

肠绞痛的病因目前为止尚不明确，学术上也没有确切统一的说法。主流观点一般认为，肠绞痛是由多种因素共同作用的结果，其中主要包括胃肠道、生物学和心理学等方面的原因。比如，以下几种是比较常见的原因：

腹部胀气：宝宝的生理特点决定了其肠道容易产生较多的气体，并且在哭闹的过程中也会不自觉地咽下大量气体，从而形成恶性循环。

牛奶蛋白过敏：部分肠绞痛的婴儿对酪蛋白或者乳清蛋白有过敏反应。

看护人的不良情绪：没错，焦虑和烦躁的情绪是会传染的。不要以为宝宝很小，感受不到家长的情绪，其实他们比成年人更加敏感。

缓解肠绞痛的常用方法有哪些

调整喂养方式：避免过度喂养和喂养不足、使用正确的喂奶姿势、选择适合孩子的奶嘴类型和口径、适当拍嗝等。改善喂养方式可以减少婴儿吞入气体的量，在一定程度上可以缓解肠绞痛的症状。

飞机抱：让宝宝趴在你的手臂上，另一只手护着他的背部，做飞机爬升或者降落的模拟动作。这里需要注意两点：首先，动作一定要稳，安全第一；其次，一定要在宝宝吃奶半小时以后再进行，否则容易引起吐奶。

喂奶：这是最容易让宝宝恢复平静的办法。吸吮可以让宝宝有安全感，而安全感在一定程度上可以让宝宝停止哭闹。

使用安抚奶嘴：安抚奶嘴可以安抚宝宝的不良情绪。但要注意，纯母乳喂养的宝宝最好在母乳喂养稳定3～4周以后再考虑引入安抚奶嘴，以防发生乳头混淆。

播放声音：给宝宝播放心跳录音或者"白噪声"。这里说的"白噪声"可以是吸尘器、洗碗机、烘干机等机器的声音，它们都有安抚功效。

按摩宝宝腹部：妈妈可以在搓热的双手上涂抹适量的润肤霜或婴儿油，顺时针方向轻轻按摩宝宝的腹部。这样做有利于缓解宝宝不适的症状，也能促进肠道内气体的排出。

轻轻摇晃：适当更换环境或者轻轻地抱住宝宝摇晃。记住，动作一定要轻。

使用二甲硅油（西甲硅油）：作为一种消泡剂，二甲硅油可以协助肠道内的气体排出体外、缓解腹胀，因此曾经被广泛推荐用来缓解肠绞痛和肠胀气的症状。由于该药物在肠道内基本不会被吸收，所以儿童使用起来相对安全。但近年来，国外研究表明，二甲硅油对肠绞痛的治疗效果其实和安慰剂差不多，所以现在越来越多的专家不太推荐使用了。

不推荐使用的方法有哪些

各种中药类制剂：不论是内地的还是中国香港地区的，不论是各种散还是各种丸，针对儿童肠绞痛，所有声称有"压惊"功能的药物都没有确切的证据证明有效！而且中药的成分十分复杂，不少中药里含有对儿童不利的药物成分。小宝宝的肝肾功能发育极其不完善，很多药物的使用对他们来说都有很大的风险。有的妈妈信誓旦旦地介绍自己曾经用过的药物如何有效，可是别忘了一个事实：肠绞痛到了一定时间就会自愈，你怎么就能肯定那是药物的作用？从另一个角度来说，如果用药后真的见效特别迅速，也要警惕里面是否添加了其他违规成分，如镇痛或镇静药物等。

各种偏方：我曾经在网上看到个帖子，一位妈妈向网友求助应对宝宝夜间经常惊醒哭闹的方法，下面的留言真是让我大开眼界！从烧纸到补钙，从中草药到中成药，从"叫魂"到念咒，从贴顺口溜到半夜点蜡烛……从中我深深地体会到了宝爸宝妈们崩溃的内心和想尽快解决问题的迫切心情。但是，方法一定要用对，否则不但解决不了问题，反而有可能伤害到孩子，落得个追悔莫及的结果。

最后，我还要给大家提个醒：虽然肠绞痛是大多数小月龄孩子哭闹的主要原因，但宝宝发生异常哭闹的时候还是要首先排除身体的其他不适或疾病，尤其是器质性病变。排除了其他因素引起的哭闹，确定原因是肠绞痛，那么，坚持就是胜利！

这么小就咳嗽、咳痰！是呼吸道出了问题吗

我在"问药师"平台接受咨询的过程中，经常会有 3 个月以下宝宝的妈妈来咨询孩子咳嗽用药的问题。其实平台内部有规定，不接受 3 个月以下宝宝的用药咨询。因为这么小的宝宝一旦需要用药，就一定要在医生的综合评估下，以及具备一定条件的专业监护下进行。但每次退单之前，我都会把我的想法和建议明确告知家长，否则这些咳嗽的宝宝很可能会被灌很多止咳药物、化痰药物或者杂七杂八的中药。这样不但解决不了问题，反而还会让孩子的症状加重。

我先给大家介绍一个医学名词——胃食管反流。从原理上解释就是，胃里面的东西反流到了食管。为什么会出现这种情况呢？这是由小宝宝的特殊生理

结构决定的：人体的胃就像一个大口袋，上面的贲门就是收紧口袋的部位。小宝宝的胃呈水平位，贲门的发育尚不完善，而且宝宝的胃容量也很小，再加上奶汁的易流动性，多种因素的共同作用就导致宝宝很容易发生胃食管反流。

胃食管反流在健康的婴儿身上非常常见，曾经有研究显示，大概有 50%的 3 个月以内宝宝每天至少发生一次胃食管反流，并且经常以吐奶的方式体现出来。好在这个现象随着孩子月龄的增长会逐渐好转。6 个月的时候，症状出现的概率可降为 20% 左右。1 岁半以后，症状一般会消失。

这样看来，孩子吐奶是件再普通不过的事情，家长们可以淡定下来了。可稍后孩子又出现了咳嗽、有痰，甚至鼻塞的症状，这又该怎么解释呢？这不是感冒是什么呢？的确，这些症状不能排除上呼吸道感染的可能，但是也不能排除胃食管反流的可能。

我们不妨回想一下自己恶心呕吐的经历，是不是吐完了之后也会一把鼻涕一把眼泪的？是不是会出现部分呕吐物涌到呼吸道里，让人特别不舒服的情况？通常我们也会用咳嗽的方式来"清嗓子"。孩子也是一样的道理，但他们一般不会主动地去"清嗓子"，这样反流上来的奶液就有可能存留在喉咙处，孩子呼吸的时候就会发出呼噜呼噜的声音，像有痰一样。

因此，当孩子出现以上症状的时候，家长们要静下心来仔细观察一下。如果孩子精神状态没有变化，没有发热的症状，咳嗽的频率也不高，而孩子平时又会有吐奶的现象发生，那么就要高度怀疑胃食管反流的可能性了。面对这种情况，我们首先要从喂养方式上寻找解决方法。

第一，及时拍嗝。

这项技能是每个新手爸妈都需要掌握的，在宝宝出生的头几个月，每次喂奶之后都要这样操作。具体方法是：喂完奶之后不要横抱孩子，而要让他的头趴在家长的肩膀上，从腰部向上缓慢轻拍。在拍嗝的过程中，并不是听到一个"嗝"就可以大功告成、把孩子放回床上了，而是需要继续竖抱几分钟，带孩子在家里到处走走。吐奶严重或者已经有咳嗽症状的孩子至少要竖抱 15 分钟。这个月龄的孩子睡眠时间较长，很多妈妈会发现，孩子吃奶的时候经常吃着吃着就睡着了。这种情况下可以不拍嗝，但务必让宝宝侧身睡，或者把头偏向一侧，以防睡眠中被胃里面反上来的奶呛到，引起窒息。

第二，改善喂奶姿势。

如果是纯母乳喂养，妈妈们要仔细想想是不是自己的喂奶姿势不正确。姿势不正确可能会加大宝宝吞入的气体量，吞入的气体过多容易增加胃食管反流现象出现的频率。喂奶之前，要想办法让孩子张大嘴，在他嘴张得最大的时候迅速将整个乳头连同乳晕部分塞进孩子嘴里。这样孩子吃奶的时候嘴巴和乳房的密合性比较好，吞入的气体才会更少。这样做还能降低妈妈乳头疼痛的概率，一举多得。有躺喂习惯的妈妈可以改成坐喂，然后再看孩子胃食管反流的情况有没有改善。实在搞不定的话，可以去正规的机构请母乳指导师来指导喂养姿势。

第三，检查奶嘴型号及口径。

如果宝宝吃奶粉，家长要注意检查奶嘴的型号是否适合，以及要及时调整奶嘴的口径。

03

4～12个月，宝宝开始适应地球了

疾病虽然恼人，但也是孩子逐渐适应地球的过程。感冒、鹅口疮、幼儿急疹、热性惊厥、缺铁性贫血，让我们来了解一下这些"敌人"，知己知彼，才能百战不殆。

　　老人们都说，孩子过了6个月以后爱闹"小毛病"，有研究指出，这可能是因为孩子从母体中获得的免疫能力在6个月以后会有所退化。上一章我介绍了3个月以下宝宝高发的疾病，本章就来讲讲4个月到1岁的宝宝可能会面临的疾病。其实，4个月也好，6个月也罢，疾病的发生时间都是不固定的。这里将内容简单地按照年龄段来分类，也是为了方便大家记忆。但原则上来说，很多疾病是不分年龄的，比如下面要讲到的感冒，就是会伴随人一生的疾病。只不过在这个月龄段里，宝宝很可能会经历他人生中的第一次感冒，这可能也是让新手爸妈们印象最深的一次感冒吧。

普通感冒，缓解症状是关键

　　感冒分为普通感冒和流行性感冒。4～12月龄的孩子较少接触外面的环境，所以得流感的概率并不高。流感是传染性疾病，幼儿园阶段的小朋友和已经上学的孩子是高发人群。班级里有一个人得了流感，其他人通常都很难幸免。不过，概率不高并不代表孩子完全不会得流感。

药师小提醒
Ｔｉｐｓ

小于 1 岁的宝宝该如何预防流感？

一、小于 6 个月的宝宝不能接种流感疫苗，所以建议家庭成员都去
接种，以对孩子形成间接的保护。

二、大于 6 个月的宝宝建议每年接种流感疫苗。

三、不带孩子去人多不通风的场所，尤其在流感暴发的季节。

四、家里有两个孩子的，大宝得了流感，要给二宝做好隔离工作，
具体的隔离措施会在后面有关流感的章节详细介绍。

以上介绍了流行性感冒，那么普通感冒的正确应对办法是什么呢？

普通感冒是由病毒引起的。坏消息是，面对引起感冒的病毒，到目前为止没有有确切疗效的抗病毒药物可以使用。好消息是，普通感冒是自愈性疾病，而且在发病的过程中，我们给不给孩子吃药，他们康复所用的时间都是差不多的。**患病期间，我们只需要针对孩子的症状，采取一些药物辅助治疗或者护理措施，让孩子较为舒适地度过整个病程就可以了。**

发热

发热，就是人们俗称的发烧，是孩子成长过程中生病时最常见的一个症状。丁丁小时候第一次发热，全家担心得不得了，我还特意请假回家照顾他。到当当第一次发热的时候，我明显就淡定多了。妈妈给我发微信说"孩子发热了"，我的回复是"精神好的话，先观察一下"，然后继续上班。并不是我对两个孩子厚此薄彼，而是发热的确是个很常见的症状，并且大多数情况下的发

热对孩子来说还是一件"好事"呢！

发热可能在某种程度上启动了宝宝的免疫系统，是一种抵抗感染的免疫保护反应。体温升高可以减少孩子体内微生物的复制和繁殖，也有利于病原体的清除。因此，从这些角度来看，发热其实对孩子的疾病康复是有帮助的。而且，目前没有证据能证明发热会烧坏脑子，或者烧成肺炎。因此，家长们在面对发热的时候完全可以更加淡定一些。

铺垫了这么多，主要是为了给大家吃个"定心丸"，但这并不代表孩子发热了家长就可以袖手旁观。发现孩子发热了，家长们可以这样做：

第一，测量。

测量体温的方式有很多种，包括测量肛温、口温、腋温、耳温、额温等。一般5岁以上的孩子才可以配合着测量口温，而耳温的测量则需要把耳道拉直才能测得准确数值，所以不适合6个月以下的婴儿。通常情况下，肛温、耳温或者额温高于38℃，腋温高于37.2℃，孩子就可能是发热了。这里用到了"可能"两个字，是因为要排除一些特殊原因。如刚洗过热水澡、剧烈运动或者情绪激动之后、腋部的汗水没有及时擦拭、太阳下暴晒之后、穿得太多、天气太热等，这些因素都有可能造成体温的升高。

第二，观察。

确定孩子发热之后，仔细观察孩子的精神状态。如果孩子与平时没有较大差别，吃、睡、玩都没有受到较大影响，那就先别慌，再观察一阵子。有一句著名的电影台词是"让子弹再飞一会儿"，家长们有了之前的发热知识做铺垫，继续观察，可以"让孩子再热一会儿"。

第三，退热药物。

如果孩子的腋温超过了38.5℃，或者耳温、额温、肛温超过了39℃，同时状态又不好，就可以考虑服用退热药物了。但这个温度只是个参考数值，并不是绝对标准。比如，孩子的腋温没有超过 38.5℃，可是精神状态不太好，也可以考虑吃退热药。

常用的退热药有对乙酰氨基酚（3 个月以上）和布洛芬（6 个月以上），比较常见的商品名是泰诺林和美林。对乙酰氨基酚的给药剂量为 10～15 毫克 /千克，两次给药的时间间隔不能小于 4 小时，24 小时之内不能超过 5 次。布洛芬的给药剂量为 5～10 毫克 / 千克，两次给药的时间间隔不能小于 6 小时，24 小时之内不能超过 4 次。**一般情况下，药师推荐首选对乙酰氨基酚，因为它的退热作用比较温和，是安全系数最大的退热药物。**但要注意，如果宝宝肝功能异常，或者是蚕豆病患儿，则需要谨慎使用。布洛芬的退热作用比对乙酰氨基酚更显著一些，但对胃肠道有刺激作用，所以有呕吐症状的宝宝一般不将其作为首选，肾功能不全的孩子也要慎用。

市面上的美林和泰诺林都有两种规格，家长们在给孩子换算服药剂量的时候一定要看准规格。上面推荐的药物使用剂量都是含药量，单位是毫克。家长要根据自己所买产品的含药量将其换算成毫升后才可以给孩子服用。表 3-1 为各位家长朋友提供了美林的使用剂量。

第四，退热护理。

在孩子成长过程中，其实很多疾病都是"三分靠治疗，七分靠护理"。家庭护理做好了，宝宝会康复得更快，也会较为舒适地度过整个病期。孩子发热的时候，可以考虑给他多摄入一些液体。比如 6 个月以下纯母乳喂养的宝宝可以多喝一些母乳，吃奶粉的宝宝满足正常的饮奶量就可以了，不需要额外摄入水分。6 个月以上的宝宝在满足饮食饮奶量的基础上可以适量饮用一些水。孩子在发热过程中，体内会流失很多水分，补充液体可以预防脱水，也有利于身体的康复。

表 3-1　　　　　　　　　　　　　　美林的使用剂量

体重千克	混悬滴剂容量 15 毫升 毫升数		混悬液容量 100 毫升 毫升数		体重千克	混悬滴剂容量 15 毫升 毫升数		混悬液容量 100 毫升 毫升数	
	最小剂量	最大剂量	最小剂量	最大剂量		最小剂量	最大剂量	最小剂量	最大剂量
4	0.5	1	1	2	25	3.1	6.3	6.3	12.5
5	0.6	1.3	1.3	2.5	26	3.3	6.5	6.5	13
6	0.8	1.5	1.5	3	27	3.4	6.8	6.8	13.5
7	0.9	1.8	1.8	3.5	28	3.5	7	7	14
8	1	2	2	4	29	3.6	7.3	7.3	14.5
9	1.1	2.3	2.3	4.5	30	3.8	7.5	7.5	15
10	1.3	2.5	2.5	5	31	3.9	7.8	7.8	15.5
11	1.4	2.8	2.8	5.5	32	4	8	8	16
12	1.5	3	3	6	33	4.1	8.3	8.3	16.5
13	1.6	3.3	3.3	6.5	34	4.3	8.5	8.5	17
14	1.8	3.5	3.5	7	35	4.4	8.8	8.8	17.5
15	1.9	3.8	3.8	7.5	36	4.5	9	9	18
16	2	4	4	8	37	4.6	9.3	9.3	18.5
17	2.1	4.3	4.3	8.5	38	4.8	9.5	9.5	19
18	2.3	4.5	4.5	9	39	4.9	9.8	9.8	19.5
19	2.4	4.8	4.8	9.5	40	5	10	10	20
20	2.5	5	5	10	41	5.1	10.3	10.3	20.5
21	2.6	5.3	5.3	10.5	42	5.3	10.5	10.5	21
22	2.8	5.5	5.5	11	43	5.4	10.8	10.8	21.5
23	2.9	5.8	5.8	11.5	44	5.5	11	11	22
24	3	6	6	12	45	5.6	11.3	11.3	22.5

与此同时，生病期间的孩子需要多休息，保证充足的睡眠对康复很重要。这段时间不要让孩子过于劳累，也不要带他去人多不通风的场所。

很多家长在面对孩子发热的时候，内心都十分焦虑，总觉得不做点什么不行，眼睁睁地看着孩子发热比自己发热还要难受。于是这时候各种传统的物理降温法就涌现出来了：捂汗、退热贴、冷水浴、酒精擦身等，层出不穷。早些年，物理降温还是挺流行的，但随着近年来各类研究的不断深入，很多证据表明，某些物理降温其实对孩子退热并不会产生实质性的帮助，更多的是对家长起心理安慰作用。同时，物理降温潜在的隐患也不少，比如，捂汗容易引起捂热综合征，严重了还会带来生命危险；退热贴有引起皮肤过敏的风险；冷水浴会引起孩子的不适，而且孩子需要休息，来回洗澡会让他感觉很疲惫；酒精擦身就更不用说了，容易引起酒精中毒和皮肤过敏等问题。

流鼻涕、鼻塞、打喷嚏

感冒引起的鼻部症状通常是短期的，随着身体的康复，这些症状也会自然而然地消失。感冒期间的打喷嚏、流鼻涕、鼻塞症状对孩子的身体不会产生伤害。**如果症状比较严重，影响到睡眠和生活的话，可以考虑用生理海盐水来冲洗鼻腔。**1 岁以下的宝宝推荐首选海盐水滴剂冲洗，因为它的作用比较温和，容易被孩子接受。海盐水喷雾比滴剂冲洗得要更彻底一些，但是由于"冲劲儿"太大，有时候喷一下会吓到孩子，孩子可能也会因为感觉不舒服而大哭。哭的过程可能会引起鼻黏膜充血，加重鼻塞和流鼻涕的症状，这样就有些得不偿失了。其实，2 岁以下的孩子得过敏性鼻炎和鼻窦炎的并不常见，所以家长不用过于担心。如果连续流清鼻涕 10 天以上不见缓解，或者流黄色脓状鼻涕同时伴随发热症状，或者出现其他任何不确定的症状，家长可以考虑带孩子去耳鼻喉科就诊。

咳嗽

我在"问药师"平台上接受的儿科用药咨询，有一半以上是关于孩子咳嗽的，可见这个症状有多么困扰家长。可咳嗽跟发热一样，不全是坏事。因为大多数的咳嗽是机体的一种自我保护反应，孩子正是通过咳嗽的方式，才能将呼吸道内的细菌、病毒和痰液排出体外。盲目地服用止咳药物，有时候不但不能促进身体的康复，还有可能因为阻碍了痰液的排出而延缓了病体康复。而且，实际上也没有适合1岁以下孩子安全使用的镇咳药物，甚至连大家一直推崇的蜂蜜止咳也是无法实施的，因为1岁以下的孩子是禁用蜂蜜的。

孩子有了咳嗽的症状，家长可以先观察一下周围的环境状况。屋子里如果过干，需要把加湿器打开，相对湿度为55%左右是适合孩子呼吸道恢复的湿度。最好用纯净水加湿而不是自来水，并且加湿器每天都要清洗。外面空气好的时候每天至少开窗通风2次。

多摄入液体（6个月以下宝宝用母乳），能稀释痰液，间接起到缓解咳嗽症状的作用。

一些中枢性镇咳药，如右美沙芬、福尔可定等，不建议给2岁以下的宝宝使用。而含有可待因的药物，国家也早已经严令禁止12岁以下的儿童使用了。

很多妈妈群都会时不时地交流一些宝宝生病的治疗经验，现在妈妈们的育儿知识都更新得很及时，知道孩子感冒的时候不能服用镇咳药物。但她们通常接下来还会说："得吃化痰药才行！"其实化痰药并不像我们想象的那样会直接把痰"化掉"，而是要分具体情况来使用。并且目前的研究结果显示，没有哪种化痰药物是1岁以下的宝宝可以安全服用的。

很多妈妈纠结的地方在于，我的孩子咳不出痰，所以一定要吃化痰药。但事实是，小孩子本身就是不会吐痰的，吐痰这项技能只有3岁以上甚至更大的孩子才可以掌握。如果孩子呼吸的时候有痰音，咳嗽之后痰音有了明显的减轻，而且表情看上去舒服了很多，痰虽然没吐出来，但是稍后咽下去了，也同样代表着痰液从呼吸道排出去了，只不过是被直接吞进了消化道。进入消化道的痰液稍后会被胃酸灭活，对身体不会产生伤害，家长不用过于担心。

1岁以下的宝宝咳嗽的同时还经常伴随着呕吐，而且通常是吃奶后呕吐。孩子又咳嗽又呕吐，很多家长就会慌了神，难道这是孩子又严重了吗？遇到这种情况家长不要慌，先来仔细看一下呕吐物。如果里面有很多黏液样物质，同时孩子吐过之后感觉舒服了不少，呕吐的频率也不高，而且吐过之后没有其他异常情况，这就说明之前被孩子咽下去的痰随着奶液一并吐出来了。吐出来之后，孩子的胃部会舒服很多。另外，咳嗽伴随呕吐的过程也可能会清除部分呼吸道内的痰液，这在某种程度上也算是一件好事。

对于6个月以下的宝宝，有一种咳嗽并非由感冒引起，而是由胃食管反流引起的。如果家长改善喂养方式后孩子咳嗽的症状明显好转，那多半就是这个原因了，这也是经常被家长们忽视的原因之一。关于这部分内容我在上一章已经进行了详细的讲解，有疑虑的朋友可以再去对照着看一下。

喉咙痛

喉咙痛作为一个隐性的症状，不像前面那几种症状表现得那么明显。很多家长在孩子感冒时可能想不到去查看孩子的喉咙，也有的时候是孩子根本不配合，或者是我们想看也看不清楚。其实，喉咙痛有一个比较典型的特征，就是孩子的食欲会明显下降。当然，这并不是说孩子食欲不好就一定是喉咙的问题，有时候胃肠道疾病也会引起食欲下降。

但不管是什么原因引起的，孩子食欲明显下降的时候，家长首先要做到的就是不要强迫孩子进食，因为这样做可能会加重孩子的胃肠道负担。对于6个月以下的宝宝，在孩子能接受的前提下，可以尽量给他多喝一些母乳，这样有利于孩子病体的康复，也会让喉咙更舒服一些。如果是吃奶粉的6个月以下的宝宝，满足其正常的饮奶量就可以了，不需要额外喝水，否则可能会加重肾脏的负担。已经添加辅食的孩子，在满足正常饮食饮奶量的同时，可以额外增加一些液体的摄入，如温水、稀粥等。家长可以把辅食尽量做得温凉一些、好吞咽一些，这样才能被喉咙本身就不舒服的孩子接受。

如果孩子拒水拒食明显，精神状态不佳，同时伴有发热症状，即使腋温没有超过 38.5℃，家长也可以酌情考虑给孩子服用退热药。因为退热药确切来说叫作"解热镇痛药"，同时有退热和缓解疼痛的效果。很多时候家长会发现，孩子在吃了退热药之后，不但热退了，精神状态也明显好转了。这个时候家长可以趁机给孩子吃点东西，补充一些液体。孩子食欲和状态好转，一方面是因为热退了感觉会舒服一些，另一方面就是药物发挥了镇痛的效果，也就是让孩子的头痛、喉咙痛、浑身酸痛等症状缓解了。孩子哪里都不疼了，状态自然好转。小孩子不会装病，这时候你会发现，之前还蔫头蔫脑的宝宝兴许都可以自己玩上一阵子了。

什么情况下需要及时就医

普通的感冒可以自愈，但不排除少数情况稍后会出现一些并发症，如支气管炎、毛细支气管炎、喘息支气管炎等。在已经确定发生并发症的情况下，孩子就需要额外用药物治疗了。具体怎么治疗，需要医生通过专业能力来综合评估，家长只需要判断出什么情况下需要及时就医就好了。

首先，3 个月以下的孩子，不论什么情况下引起的发热，也不论孩子的精神状态有多好，都需要及时就医，以免延误病情。

其次，即便精神状态好，超过 3 天仍然不能自主退热的情况，也要及时就医，以排除其他并发症的可能。

最后，孩子出现一些比较严重的呼吸道症状，如呼吸频率明显增快、喘息、憋闷、上不来气等，又或者孩子出现了声音嘶哑、吸气费力、咳嗽的声音类似于小狗叫、精神状态不好、异常的哭闹或者嗜睡等症状，这些都需要及时就医。总之，任何家长心里没有底的症状发生时，为稳妥起见，家长都需要带孩子去医院找医生综合评估一下病情。

孩子感冒了，这些关于药品的"坑"要避开

1. 给孩子吃感冒药。

说到感冒药，我先来说几个药名，大家看看有没有熟悉的：小儿氨酚黄那敏颗粒、伪麻美芬滴剂、愈酚伪麻口服溶液……这些都属于复方感冒药。严格来说，这类复方感冒药国际上公认的标准是不建议4岁以下的儿童服用。原因就是，没有证据显示这类药物对4岁以下儿童的收益大于风险。**普通感冒是可以自愈的，这时孩子吃感冒药的意义不大。**仅仅是为了缓解症状的话，可以选择我前边写的更安全的药物或者护理方式。比如，发热可以选择单独成分的泰诺林或者美林、流鼻涕可以用海盐水冲洗孩子的鼻腔、咳嗽可以让孩子多摄入液体和加湿空气等。

还有很多妈妈发现，给孩子服用了感冒药之后，咳嗽、流鼻涕等症状虽然暂时缓解了，但是孩子总是蔫蔫的，还嗜睡，不知道是不是疾病更重了。这就是药师不推荐感冒药的另外一个理由，很多感冒药里都会有抗过敏药的成分，这些成分有可能引起嗜睡。此外，还有一个不推荐的理由是，复方感冒药里很多都含有退热药成分，如果同时服用了感冒药和其他的退热药，就很容易造成药物的过量服用，对孩子的肝肾功能造成损伤。

我们经常说衡量利弊，就好比有个天平，要充分比对药物给孩子带来的收益和风险。药物是把双刃剑，只有收益大于风险的时候才建议使用。关于这类

感冒药，相信大家心中现在都已经明确天平的位置了吧！即便药物可以让孩子在短期内更舒服一些，即便它的说明书中有孩子这个年龄段的使用剂量，我依然不建议家长们给孩子使用。

2. 滥用抗病毒药。

到目前为止，没有一种抗病毒药对普通感冒病毒有确切的疗效。抗流感病毒的药物奥司他韦也仅仅是对流感有效，对普通感冒同样是无效的。而且一些抗病毒药物的不良反应和毒性作用很大，其中最典型、最容易滥用的就属利巴韦林了。

利巴韦林的另一个名字叫作"病毒唑"，正是因为这个名字，大家将它视为抗病毒的万能药。其实，利巴韦林在美国仅被授权用于雾化吸入治疗呼吸道合胞病毒感染，以及用其口服制剂联合干扰素治疗丙型肝炎等。而且这种药物推荐使用的人群也很严格，只有免疫功能低下或者有其他高危因素的儿童，以及患有严重呼吸道合胞病毒感染的患者等才会考虑推荐使用。由此看来，我们的孩子在成长过程中需要用到这个药的概率实在是小之又小。大多数情况下，利巴韦林都是被滥用了。

除了一些抗病毒的西药之外，抗病毒中药也是儿童滥用的重灾区。在咨询中，我经常会遇到这样的问题：妈妈们拍给我的照片中整齐地罗列着数种中药，然后问我这些药品哪些能用哪些不能用。作为一名西药师，我真的很无奈，我个人是不建议给小孩子使用中药的，尤其像感冒这样本就可以自行痊愈的疾病。但是通常也会有妈妈说："刘药师你至少告诉我一个能吃的吧，什么药都不给孩子吃的话，我没法跟家里的老人交代啊！"从这件事情上不难看出一个事实：我们给孩子用药，有时候其实就是为了给家里人甚至自己一个心理安慰。

我特别理解妈妈们的这种心情，因为我本人就是从这样的抗争中一路走过来的。好在目前国内的育儿科普大环境越来越好，家长们要相信自己的学习能力和说服能力，也要相信老人们的接受能力。丁丁小的时候我跟他姥姥还经常因为给孩子用药的事情吵架，虽然我是药师，可他姥姥是有着几十年临床经验的护士长，所以这点她并不服我。现在轮到当当发热，有时候我想给孩子用退热药，姥姥还拦住我说："再观察一下，我看她状态挺好的，不用着急吃药……"因此，不要在任何时候怀疑一个人成长的潜力，包括老年人在内。

3. 滥用抗生素。

抗生素不治感冒！抗生素不治感冒！抗生素不治感冒！重要的事情说三遍。常见的抗生素有××西林、头孢××、××霉素等，我不建议家长们擅自做主给宝宝使用抗生素。抗生素属于处方药，要在医生有明确诊断的情况下使用。经常有家长说："孩子喉咙发炎了，吃点抗生素吧！"如果是病毒感染引起的"喉咙发炎"，其实吃抗生素是一点用都没有的，还会造成抗生素的滥用。除非感冒的同时明确伴随了细菌感染或者其他病原体的感染，孩子才可以在医生的指导下使用抗生素。而且一旦确认了细菌感染，抗生素的使用就要按照医生交代的方法，足剂量、足疗程地使用，以防细菌杀灭不彻底而再次滋生，从而增加细菌耐药的概率。

4. 给孩子吃提高免疫力的药。

有研究显示，孩子每年发生 6～8 次感冒都属于在正常范围之内，但对于一些反复生病的孩子，很多家长都会想是不是因为孩子免疫能力低下，甚至还会主动要求医生给开一些提高抵抗力和免疫能力的药。事实上，到目前为止，没有任何一种声称提高孩子免疫能力的药物是有确切效果的。记得我自己还是一名药学生的时候，老师就曾经对我们说过："如果有一种药物声称自己可以'包治百病'，那么它一定是什么病都治不了。"目前，市面上很多所谓的提高免疫力的药物就是如此，比较典型的是之前曾经闹得沸沸扬扬的"匹多莫德"。

匹多莫德之前的说明书就明摆着显示自己是个"包治百病"的神药，它声称对上或下呼吸道感染、鼻炎、扁桃体炎、中耳炎、泌尿系统感染、咽炎、气管炎、支气管炎都有辅助治疗作用。著名药学科普达人冀连梅药师的一篇文章将其曝光之后，一石激起千层浪，国家层面也开始高度重视此类药物的临床应用，最终整改的结果为：说明书中的适应证改为用于慢性或者反复发作的呼吸道感染和尿路感染的辅助治疗，同时修改禁忌证为3岁以下儿童禁用。事实上，把提高孩子免疫能力的希望全部寄托在药物身上是靠不住的。

提高孩子的免疫能力，我个人推荐更加安全和有效的方式。比如，教会孩子正确的洗手方法（六步洗手法）、保持均衡合理的饮食、适当进行户外运动、定期接种二类疫苗等。

看到这里你也许不耐烦了：我的宝宝还不到1岁，现在说这些也太早了吧？我认为并不早，这些"坑"越早知道才能越早绕开，这才是让孩子赢在起跑线上的正确方式。

如何预防感冒

没有任何药物可以预防普通感冒。流感疫苗也仅仅是对流感起到一定程度的预防作用，不能预防普通感冒。1岁以下的孩子出门的机会并不多，出门的时间也不长，所以即便是感冒，也很可能是家庭其他成员感冒之后导致的交叉感染，或者是携带了感冒病毒传播给孩子。因此，家里的大人每天回家之后洗手和更换外衣是必要的步骤。我本身在医院工作，身上常常携带多种细菌、病毒，这些病原体在健康的成年人身上也许不会引发疾病，但是孩子的免疫能力和抵抗能力比较弱，很容易受到这些病原体的入侵而引发疾病。每天我下班后，看着丁丁和当当跑过来要抱抱，不管内心有多么开心和迫切，洗手与更换外衣的步骤都是不敢忘记的，因为这关乎孩子的健康，不能大意。

药师小提醒

TIPS

孩子感冒时家长需要注意哪些生活方式上的小细节？

一、及时给孩子增减衣物，既不要穿得过少，也不要捂得过厚。

二、不带孩子去人多不通风的场所。人少的地方，交叉感染的风险
才小。

三、家庭成员和较大的孩子都要养成勤洗手的好习惯。室外空气好
的情况下，室内要勤通风。

四、患了感冒的家庭成员要做好隔离工作，尤其是有两个孩子的家
庭。孩子不像大人，玩闹起来很难注意细节，这个度需要家长
来协助把握。

五、保持均衡的饮食、充足的睡眠和适当的户外运动。

六、多带孩子接触大自然，大自然中天然的微生物会丰富孩子的肠
道菌群，对提高孩子的抵抗力和免疫能力至关重要。

　　总体来说，感冒这件事可大可小，家长既不能给孩子胡乱用药，也不能放任不管。明白了感冒的原理，掌握了感冒的护理和用药原则，同时也不要忘了做好预防工作。掌握了这些技能之后，你再次面对孩子感冒的时候一定会淡定很多。大家在养孩子的过程中，需要不断提升自己对各类常见疾病的认知。感冒这种初级疾病搞定了，会为大家以后对付各种类型的"怪兽"打下很好的基础，咱们一起来加油！

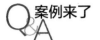**案例来了** 孩子 6 个月，感冒流鼻涕、鼻塞，偶有咳嗽。去医院查体无异常，医生开具的药物有利巴韦林颗粒、小儿氨酚黄那敏颗粒和小儿化痰止咳颗粒。

药师解答：感冒是孩子在成长过程中遇到的最多的一种疾病，虽然统称为感冒，但每个孩子表现出来的症状可能千差万别。比如，有的孩子鼻部的症状比较严重，有打喷嚏、流鼻涕、鼻塞等；有的孩子则可能咳嗽的症状比较严重；还有的孩子会伴随着发热、喉咙痛等症状。家长要知道，普通的病毒性感冒是可以自愈的，这期间吃不吃药对它的作用都是差不多的。除了发热以外，建议采取一些物理化的方式来帮助孩子缓解症状，尤其是 4 岁以下的孩子。

比如，孩子鼻部有症状可以用生理海盐水喷鼻，咳嗽的话则可以把室内的空气相对湿度调整到 40%～60%。1 岁以上的孩子有刺激性干咳，并且影响到生活和睡眠的情况，可以偶尔口服 2～5 毫升蜂蜜来止咳。

利巴韦林颗粒这种药几乎每个家长都有所耳闻。它在临床上常用于呼吸道合胞病毒引起的重症肺炎，对普通的感冒病毒和流感病毒都是无效的，而且产生不良反应的风险较大。给孩子使用这种既没有效果又有可能产生风险的药物怎么看都是不划算的。

氨酚黄那敏颗粒是一种复方感冒制剂，美国儿科学会不建议给 4 岁以下的孩子吃复方感冒制剂。原因是大量的研究证明，没有证据可以证明这类药物在 4 岁以下的孩子身上使用是收益大于风险的。因为普通的感冒本身就是一个自愈的过程，这类药物的使用对病体的康复不会起到什么帮助作用。所以，这个案例中的宝宝才 6 个月，我不建议吃。另外，氨酚黄那敏中含有对乙酰氨基酚，孩子如果没有发热的症状，吃这个成分是没有必要的。孩子如果有发热症状，家长还额外给孩子吃了泰诺林或者其他含有对乙酰氨基酚成分的退热药物，就容易造成对乙酰氨基酚过量。对乙酰氨基酚这个成分本身是很安全的，也是 3 个月以上孩子退热首选的药物，但是一旦过量，就会有肝损伤的风险，所以这方面家长一定要注意。

小儿化痰止咳颗粒是一种中成药。其实，如果家长们注意看中药的说明书就会发现，几乎所有中成药的说明书中"不良反应"一栏都会出现四个字，那就是"尚不明确"。"尚不明确"并不代表安全，只是说明没有进行过相关的研究罢了。所以，孩子服用这类药物是可能存在风险的。尤其是小宝宝，肝肾功能发育还很不完善，更要尽量避免吃中成药类的制剂。

宝宝嘴里的"雪花片片"是奶瓣吗

丁丁5个月大的一天早上，我像往常一样摆好了喂奶的姿势。他张着嘴找我乳头的时候，我惊讶地发现，他的嘴里有一小块一小块的白色物质。丁丁的姥姥说："可能是刚才吐奶的时候反上来的奶块吧，稍后我给他漱漱口，看能不能冲下去。"

我仔细地看了一下，感觉这东西是贴合在口腔黏膜上的，不像奶块。这时候，丁丁的太姥姥走过来看了一眼说："没事儿，这不就是'马牙子'嘛，找块黑布过来，我给娃蹭一下就好了，最好是之前戴孝用过的黑布啊！那个最好使……"我当时哭笑不得，立刻拍了张照片，到了医院就去给口腔科的同事看，她看了一眼就说，这个不是什么"马牙子"，应该是"鹅口疮"。

于是，我第一次知道了鹅口疮这种病。有些疾病，可能你不养个娃，一辈子都接触不到，而我则接触了两次。是的，当当后来居然在同样的月龄也得了一次鹅口疮。

鹅口疮高发于2岁以内的儿童和抵抗力低下的老年人，症状就像我刚才说的，形态类似于奶块，严重的会呈现絮状。但和奶块不同的是，鹅口疮明显是黏附在口腔黏膜表面的，如果我们强行将白色物质擦拭掉，皮肤表面会露出鲜红的嫩肉。因此，这种操作方法不但对病情好转没有实质性帮助，反而有可能会引起口腔黏膜的感染，也会加重孩子的疼痛感。轻度的鹅口疮是不影响食欲的，因为病变的表面有一层鹅口疮覆盖，宝宝的嘴巴一般也不会感觉到痛，强行擦掉之后反而会引起疼痛。老一辈总结的土办法是由那个缺医少药的时代以及人们对疾病认识不足导致的，在现代医学发达的今天，我们从各种角度都没有理由再去用"黑布"来帮助孩子对待口腔问题了。

引起鹅口疮的病原体是白色念珠菌，是真菌的一种。

药师小提醒
TIPS
造成孩子感染白色念珠菌的主要原因

一、人体是一个复杂的微生物综合体，白色念珠菌也身处在这个大家庭中。平时大家都相安无事，但当孩子的身体免疫力低下的时候，个别的微生物就会趁乱出来"搞事情"，白色念珠菌就是口腔里的不安定分子之一。

二、孩子在服用抗生素期间，体内的细菌被压制，口腔中的细菌和真菌原本相互制约的场面遭到了破坏，真菌迅速滋长。

三、妈妈患有霉菌性阴道炎，在喂养过程中清洁工作做得不到位，导致孩子频繁接触菌株，进而发病。

四、家中过分使用消毒用品。目前，家庭中常用的消毒用品主要针对病毒和细菌，有的妈妈担心孩子生病，经常给孩子的衣物、玩具等消毒，还会经常用消毒湿巾擦拭乳头，给孩子擦手。其实，让孩子与细菌、病毒绝缘并不是一件好事，不但容易助长真菌，还会降低孩子的免疫能力，增加患过敏性疾病的风险。

五、6 个月以后正处于长牙期的宝宝，由于牙龈肿胀不适，总会抓起东西就咬，这增加了接触白色念珠菌的概率。

得了鹅口疮之后该如何应对

目前，常用的治疗鹅口疮的药物方法是制霉菌素外涂。 因为这种药物基本不会被人体吸收进入血液，而只是作用于口腔黏膜表面，并且稍后会随着粪便排出体外，所以安全系数较高。制霉菌素在国内通常只有片剂，所以家长需要自行研磨并配制成液体使用，或者去当地医院打听一下是否有配制好的溶液，这种可以直接使用的会方便一些。

如果家长们要自行配制，我需要额外提醒大家一些注意事项。首先，要把制霉菌素片研磨成粉末。其次，制霉菌素是脂溶性药物，在水中的溶解性不佳，而且水溶之后在口腔黏膜表面的附着程度也会差一些，所以我建议用油来溶解。这个油可以是家里的食用油，也可以是甘油，推荐配制浓度为 10 万国际单位/毫升。曾经有位妈妈问我，可不可以用宝宝平时吃的维生素 D 来配制。她想着维生素 D 同样是油性的，而且孩子平时也要吃，这样做岂不是一举两得？这样做原则上没有问题，可是假如是 4 个月大的宝宝，每天大概需要 8 毫升的液体来溶解制霉菌素粉末，以市面上常售的维生素 D 含量来看，宝宝一天吃 8 毫升的维生素 D 十有八九会过量。1 岁以内的宝宝每天的维生素 D 摄入量建议不超过 1 000 国际单位，这点家长一定要注意。另外，药物最好只配制当天使用的，第二天需要重新配制，以免药物变质。

制霉菌素的具体用法用量：

按照 10 万国际单位/毫升的浓度配制（国内的规格通常是一片 50 万国际

单位或者 100 万国际单位）。

小于 1 个月的宝宝：每次 1 毫升，每天 4 次。

1 个月到 1 岁的宝宝：每次 2 毫升，每天 4 次。

1 岁以上的宝宝：每次 5 毫升，每天 4 次。

制霉菌素的使用时长，一般建议使用到宝宝口腔内的鹅口疮全部消失之后，再额外多用 48 小时巩固治疗，这段时间大概为 10～14 天。即便孩子恢复得特别迅速，也建议至少涂抹 10 天，以防复发。使用的时候应把药物分成两份，分别涂抹在孩子的口腔两侧，患病区域要重点涂抹。如果使用 2 周内不见缓解，或者没到 2 周有加重的趋势，家长要及时带孩子去医院就诊。

鹅口疮反复发作怎么办

很多妈妈都会反馈，孩子得了鹅口疮，用了制霉菌素就好了，可好了之后没多久还会犯，简直苦不堪言。鹅口疮的确比较容易复发，除了要按照上面建议的疗程使用 10～14 天之外，家长还要排查很多生活细节方面的问题。

鹅口疮高发于孩子的口欲期，也就是恰巧喜欢咬东西、啃东西的月龄。因此，妈妈一旦发现孩子得了鹅口疮，就要把所有可能接触孩子嘴巴的物品都彻底消毒，包括奶瓶、奶嘴、安抚奶嘴、孩子啃咬过的玩具，以及妈妈的乳头等。

其中奶瓶、奶嘴等推荐首选煮沸消毒法。具体方法是：每天将需要消毒的玻璃物品和冷水一起放到煮锅里，等水烧开 5～10 分钟后，再放入奶嘴、瓶盖等塑料制品（确定是耐高温材料的），盖上锅盖煮 3～5 分钟后关火，这样可以避免塑料制品老化；等水温自然晾凉之后，用消毒过的筷子夹取出各个物品，控干水分备用就可以了。如果塑料制品没有耐高温标志，最好用蒸汽锅消毒或者用 5% 的碳酸氢钠清洗消毒。

其他不能水煮的如玩具、妈妈的乳头等，也可以用 5% 的碳酸氢钠来消毒。如果买不到现成的碳酸氢钠溶液，可以用食用小苏打自行配制。没错，食用小苏打的成分就是碳酸氢钠。碳酸氢钠属于碱性物质，引起鹅口疮的白色念珠菌在碱性环境下不易生存。还有的宝宝有咬衣服的习惯，如袖头等，因此这些部位也要注意清洗并消毒。总之，家长要想办法消灭一切可能残留病原体并可能再次接触到宝宝口腔的高危因素。

鹅口疮看着比较恐怖，但是实际治疗起来并不复杂，而且孩子的食欲和精神状态在大多数情况下不会受到影响。**及时治疗，做好消毒和预防措施，防止鹅口疮的反复发作才是关键。**

传说中的幼儿急疹来了

现在的妈妈真的都很厉害，上得了厅堂，下得了厨房，既能赚钱养家，也能貌美如花，而且在养孩子的过程中，更是练就了一身的本领。做用药咨询时，我经常感觉到，与妈妈们讨论孩子的疾病，居然有点像与同行探讨病例。很多妈妈都会用极其清晰的逻辑来跟我描述孩子的发病过程、检查结果、诊断、症状、孩子的精神状态等，甚至连过敏史和用药史这些容易被忽略的事项都不会遗忘，更难得的是，她们还会主动说出自己在药物使用方面的种种疑虑。

比如，最常见的是几乎每个孩子都会经历的"幼儿急疹"。通常情况下，孩子 6 个月以后第一次发热的咨询，妈妈们在描述完病情后总不忘加一句："刘药师，您看会不会是幼儿急疹啊？"

的确，这个月龄的孩子发热，我们首先要想到幼儿急疹的可能。那么幼儿急疹到底是怎么回事呢？

幼儿急疹的发病特点

幼儿急疹高发于6个月到2岁的孩子。如果这个年龄段的孩子突然发高热，但是没有明显的呼吸道症状，如打喷嚏、流鼻涕、咳嗽等，而且孩子的精神状态和食欲也与平时没有什么差别，这时我们就要高度怀疑幼儿急疹的可能了。其实，幼儿急疹是一种典型的事后诊断型疾病，也就是说，孩子热退了，疹子出来了，才能被诊断出来。有的妈妈说，幼儿急疹是个明显的"马后炮"型疾病，这个比喻再恰当不过了。

幼儿急疹多发生在春季，属于病毒性感染。到目前为止，还没有针对这种病毒有效的抗病毒药物可以使用。而且它属于一种自愈性疾病，也没有使用任何抗病毒药物的必要。这种病最开始的症状是孩子突然高热，体温高达39℃甚至40℃以上，发热大概会持续3～5天。稍后体温迅速恢复至正常，并在之后的9～12小时之内，皮疹逐渐显现，业内人士经常用四个字来形容幼儿急疹——"热退疹出"。这种皮疹一般不会引起孩子的不适，也不会痒和留疤，并且大多数会在2～3天之内自行消失。

孩子在发热期间，食欲、睡眠和精神状态都不会受到什么影响，医生在查体的时候会发现孩子喉咙处有一些充血。其实，人体在高热的状态之下，本身就容易咽喉充血，但这种充血没有必要使用药物。每次在做咨询的时候，我如果高度怀疑孩子是幼儿急疹，都会告知家长，除了退热药之外暂时不用给孩子吃任何药物，而妈妈们大多会担心地问："可是医生说嗓子有点红，真的不用吃药吗？"

真的不用！孩子患幼儿急疹期间，除了正常服用退热药物，还可以适当地增加一些液体摄入，比如多喝一些母乳，添加辅食的孩子可以适当地多喝一些温开水等。家长应密切观察孩子的状态，虽然幼儿急疹属于自愈性疾病，但也有极少数的情况需要去看医生。

什么情况下的幼儿急疹需要及时就医?

一、幼儿急疹的前几天往往伴随着高热。如果孩子的饮奶量和饮水量急剧下降,要警惕脱水的风险。因此,当孩子状态不佳、昏昏沉沉、食欲受到明显影响的时候需要及时就医。

二、使用退热药物后仍然无法有效降温时需要及时就医。

三、高热惊厥。幼儿急疹很可能是孩子人生中第一次发高热,一旦发生惊厥,让家长们不送医院是不现实的。但是,高热惊厥本身并没有家长们想象得那么严重,关于这部分内容,我会在下一节详细介绍。

幼儿急疹有什么注意事项吗

幼儿急疹属于传染性疾病,孩子患病期间需要与其他小朋友隔离。当然,这种病对于大一点的得过幼儿急疹的宝宝来说,安全系数相对要大一些。应保证孩子有充足的休息,尽量不要带孩子去人多不通风的场所,避免因为疾病期间抵抗力较弱而引起交叉感染。室外空气和温度适宜的时候,孩子如果精神状态也还不错,可以带他出去适当活动,因为得了幼儿急疹是可以"见风"的。原则上,这种病也不影响疫苗接种,但一般建议等到热退了、疹子消退了再去接种,以免一旦症状加重,我们没有办法很好地分辨到底是疫苗的不良反应还是原有的疾病加重了。

总之，幼儿急疹的处理过程并不复杂，只是甄别起来有些困难罢了。其实，家长只要密切观察孩子的精神状态，确保自己在这个过程中不要给孩子乱用药物就可以了。因为实在有太多的妈妈等到孩子出疹子时，才后悔之前给孩子吃了太多的药物，反过来又要纠结这些药物的不良反应。因此，孩子生病之后，在没有明确诊断的情况下，务必不要给孩子乱用药物。家长请牢牢记住四个字——对症用药，就是孩子有什么症状，我们就给他有针对性地使用什么药物。比如，发热可以按要求服用退热药等，其他的药物干预则能不用就不用，这样才能将药物的使用风险降至最低。

"吓死人"的热性惊厥

我曾经问过一个儿科医生好友，通常什么情况会让家长最手足无措。他想了一下说："如果非要给令家长恐慌的孩子常见症状排个序，那排第一的非热性惊厥莫属！"

热性惊厥，也常常被称作"高热惊厥"，就是家长们俗称的"烧抽了"。其实，"高热惊厥"这个说法并不准确，从字面上理解会让人误以为只有高热才会引起惊厥。事实上，惊厥虽然与发热有关，但是与温度的高低并没有很大的关系。有的宝宝甚至在腋温没达到38.5℃的时候也会发生惊厥，这可是个通常连退热药都不需要额外服用的温度呢！

热性惊厥是大脑异常放电的表现，儿童的神经系统发育不完善，在体温上升或者下降的过程中都有可能发生这种异常放电。3个月到6岁的孩子，当腋温超过38℃的同时，还出现了身体僵硬或者抽动、眼神发直或者翻白眼、牙关紧咬、嘴唇发紫，甚至口吐白沫等症状，十有八九就是热性惊厥了。绝大多数的热性惊厥发生在孩子1岁到1岁半的时候。有研究显示，5岁以下儿童的发病率在3%左右。

孩子发生热性惊厥后的应对方法

通常热性惊厥发作的时间不会超过 5 分钟，绝大部分在 2～3 分钟之内可以自行缓解。也就是说，很可能我们在送孩子去医院的路上，他就已经恢复了正常。可是因热性惊厥来就诊的孩子，往往多少会带着点"伤"，这是怎么回事呢？

因为孩子在惊厥发作的时候样子有些恐怖，家长们往往会慌了神，于是各种经验性做法就纷纷涌现了出来。最常见的就是"掐人中"，大人的力气通常是很大的，所以把孩子的人中掐紫、掐出血的情况时常发生。还有的家长怕孩子咬到舌头，甚至用硬物去撬孩子的嘴巴。我之前就曾经接触过这样一个案例：孩子来就诊的时候惊厥早就缓解了，但是却满嘴带血。原来爸爸情急之下用家里的瓷勺子撬孩子的嘴巴，结果用力过猛，导致瓷勺断掉，割伤了孩子的嘴唇，最后医生只能给孩子进行缝合。还有的家长会使劲掰孩子的四肢，企图让他"放松"下来，这导致很多孩子来就诊的时候身上都是青一块紫一块的。

药师小提醒 TIPS

一旦孩子发生热性惊厥，家长需要做什么？

一、家长要保持冷静，冷静的我们才可以采取正确的处理措施。

二、让孩子平躺在地板或者床上，清除周围的高危物品，以防误伤。

三、如果孩子衣物过紧，尤其是领口过紧，要及时解开放松。

四、孩子平躺的同时，让他的头偏向一侧，以防呕吐物误入气管，引起窒息。

五、记录孩子惊厥的时间。如果抽搐时间持续超过 5 分钟，要及时带孩子去医院就医。

在医院工作了这么多年，除了眼见那些没有经验的家长弄伤孩子的案例，还是有一些让人印象深刻的正能量故事的。比如，有一位妈妈带着热性惊厥的孩子来复诊，同时拿出手机给医生看。原来这位细心的妈妈不但操作得当，还把孩子整个的惊厥过程录制了下来。医生综合分析之后认为，这个孩子是单纯的热性惊厥的可能性比较大。后来在征得了这位妈妈的同意之后，这个录像被我们做了隐私处理，作为教学模板来使用。因为很多孩子在被送到医院之前，惊厥的症状就已经消失了，大多数医生只能根据家长的描述来判断孩子的情况，而语言描述的误差是很大的。不过话虽如此，当孩子真的惊厥发作的时候，能够内心强大到掏出手机去录像的家长并不常见。

大多数孩子的热性惊厥都发生在发热刚开始的阶段，如果孩子 24 小时之内没有再次发作，而且抽搐症状在 5 分钟内可以自行缓解，家长们就不用过于担心。但如果 24 小时之内惊厥反复发作，或者抽搐时间超过 5 分钟，又或者孩子抽搐之后短期内不能恢复到正常状态，以及发生单侧肢体抽搐明显的情况等，为稳妥起见，建议带孩子及时去医院排查，以免延误病情。

发热是每个孩子成长过程中都会经历的病症，在所有发热的孩子中，高热惊厥的发生率大概有 5%，有过高热惊厥史的孩子稍后发生惊厥的概率会高一些。同样有研究显示，如果爸爸妈妈小的时候有过高热惊厥史，孩子发生高热惊厥的概率似乎也会高一些。写到这里，我忽然想到了一个可爱的同事，她是单位新来的一个刚毕业的女大学生，每次我们聊天聊到某疾病有遗传倾向的时候，她都会一本正经地拿出小本子记下来。开始我以为她是为了以后要孩子做打算，后来才知道她居然是想在找男朋友这个环节就做好把关工作，真是让我哭笑不得。

高热惊厥多发生在孩子 6 个月到 5 岁之间。随着孩子年龄的增长，神经系统发育逐渐完善，惊厥发生的概率也会越来越小。当孩子到了 3～5 岁以后，基本上就很少发生类似情况了，而且单纯的热性惊厥预后良好，很少会引起后遗症。因此，年轻姑娘们找对象，不能只看遗传因素，还是要尽量抓住"主要矛盾"啊。

有过高热惊厥史的孩子该如何预防

孩子"烧抽了"之后的景象太吓人了，经历过一次惊厥的家长都会心有余悸，所以当孩子再次发热的时候就会如临大敌。

我的一个朋友家的孩子，1 岁的时候曾经有过一次热性惊厥。在这之后，每次孩子发热，她都会第一时间给我打电话过来问："怎么办？要不要立刻吃退热药？要不要马上去医院？我好害怕啊。"

其实退热药并不能预防热性惊厥的发生。前面我也讲过，热性惊厥与体温的高度关系不大。退热药的目的是在体温升高之后把它降下来，但热性惊厥往往发生在体温的上升期，少数发生在下降期。也就是说，即便吃了退热药，孩子的体温稍后还是会逐渐地上升，而且上升和下降的过程是不可避免的。因此，**为了预防热性惊厥而给孩子频繁或者过早地服用退热药，这种做法并不可取。**

关于退热药的服用问题，我们可以参照之前感冒那一节的发热部分来操作。

到底该不该"灌肠"

说来也巧，我正在写这部分内容的时候，丁丁爸爸打过来一个电话。他之前下乡扶贫的一个养牛户家的宝宝"烧抽了"，家里上下急得不得了，说要带着孩子来省城找专家看看到底是怎么回事。我了解了一下情况，觉得是单纯的热性惊厥的可能性比较大，便嘱咐了家长一些注意事项，让他们先在家里观察。

第二天，我特意又打了个电话过去问一下孩子的情况。孩子爸爸说，拗不过家里老人，后来还是抱着孩子去了当地医院。医生给孩子"灌肠"了，孩子回家之后就退热了，状态也好了很多。我追问灌肠使用了哪些药物，这个爸爸也说不清，说反正灌肠退热是他们那边诊所和医院的普遍做法。

因为我平时对灌肠这种给药方式接触得并不多，除了一些特殊的情况之外，我们医院也很少使用。在好奇心的驱使下，我专门去网上查了一番，不查不知道，一查吓一跳。

原来这种用药方式在基层医院，尤其是乡镇诊所是普遍存在的，灌肠所用的药物也是五花八门，其中有退热药、中药、抗生素、激素、感冒药等，甚至还有直接给孩子灌凉水的。在这些医生眼里，几乎没有什么疾病是灌肠解决不了的。

药师小提醒
TIPS

灌肠给药的方式存在哪些潜在的风险？

一、插管打液体的过程有造成出血、穿孔和肠道损伤的风险。孩子的肠道壁薄，小肛门也比较娇嫩，很容易受伤。

二、很多用来灌肠的药物是口服药和注射液，根本不是按照肠道给药的标准设计的，药物本身会导致肠道受刺激。

三、肠道菌群与人体的多种免疫功能关系密切，灌肠的过程会破坏肠道菌群，还有诱发肠道感染，导致电解质紊乱的风险。

除了存在以上风险，灌肠这种给药方式的有效性也不确切。让孩子遭着罪、承担着风险，却使用着可能并没有什么用处的药物，这是何必呢？

目前在临床上，我们通常会考虑灌肠的情况有：某些特殊检查需要清洗肠道的情况，以及有着特殊治疗目的的灌肠，如肠套叠等。总之，只有在有特殊适应证的情况下才可以考虑给孩子灌肠。家长在不能正确分辨的时候，可以记住需要避开的灌肠药品：口服中药和中药注射液、抗生素、激素，以及各种偏方，当然也包括凉水。本来孩子生病就特别难受，千万别再让他们承受此类的"酷刑"了。

最后再次强调，全世界公认的可以用来给儿童退热的有效药物成分只有两种，一种是对乙酰氨基酚（3个月以上），另一种是布洛芬（6个月以上）。如果孩子口服不配合，可以考虑偶尔用含有这两种成分的退热栓来代替。但即便退热栓可以安全使用，口服给药仍然是药师作为首选推荐的，因为口服退热药使用的剂量更为精准，孩子吸收更为充分。

尽管如此，还是有很多孩子在家长不知情的情况下被推荐使用了一些不适合的退热药物。希望家长们能够睁大双眼，提高警惕。

药师小提醒
TIPS

儿童应该避免使用的退热药

安乃近：可能会影响血液系统，尤其是可能会增加粒细胞减少的风险。粒细胞是白细胞的一种，粒细胞减少可能会引起孩子免疫能力降低，进而增加感染的风险。很多国家已经将其归为儿童禁用药物。

氨基比林：容易导致恶心、肝损害、粒细胞减少等问题，这种药物早已在大多数国家被淘汰。

安 痛 定：复方制剂，里面含有氨基比林的成分，不推荐的理由同上。

阿司匹林：容易引起瑞氏综合征，严重时会导致多器官受损。大多数国家禁止 14 岁以下儿童用其退热，也有部分国家将禁止的年龄限制提高到 18 岁。

赖氨匹林：含有阿司匹林的成分，不推荐的理由同上。

尼美舒利：有肝损害风险，12 岁以下儿童禁止使用。

除了以上这些退热药物之外，中药退热药同样是家长需要帮助孩子避开的"坑"。如果读者朋友们觉得这些记起来太麻烦，那就只记住正确的两种：对乙酰氨基酚和布洛芬。记得要选单独成分的，不要买复方制剂！另外，还要注意孩子的使用年龄。

总之，"吓死人"的热性惊厥看起来吓人，实际上却是个"纸老虎"，十有八九都是单纯性的热性惊厥，是偶然发生的，而且稍后不会留下任何后遗症。遇到热性惊厥的时候，家长们可以淡定一些，做好记录，必要时及时就医。随着孩子年龄的增长，热性惊厥发作的可能性会越来越小。

最容易被忽视的贫血

随着生活水平的逐渐提高，很多妈妈都深陷在"是不是应该给孩子补点啥"的纠结中难以自拔。关于其他营养素补充的问题，我会在稍后的章节中详细给大家介绍。这里，我们单说说补铁。

家长们总是会想着给孩子补钙、补锌、补维生素，但其实，补铁才是最容易被忽视的问题。据世界卫生组织估计，全球大约有 6 亿学龄前儿童患有贫血症。贫血分为很多种，如溶血性贫血、感染性贫血等。**缺铁是引起贫血的原因之一，也是儿童最常见的贫血原因。**缺铁性贫血儿童占总贫血儿童比例的 80% 左右。儿童特别容易罹患缺铁性贫血，尤其是 6 ～ 12 个月期间的婴幼儿，更是缺铁的高发月龄段。有研究显示，缺铁可能会导致孩子消化功能不良、心脏功能异常，甚至生长发育迟缓等。

药师小提醒
TIPS

铁对孩子的重要性主要体现在哪些方面？

一、铁参与了血红蛋白的生成，缺铁会导致血红蛋白不足，从而出现常见的缺铁性贫血。

二、铁对神经系统的发育起着关键性作用，而儿童的神经系统又正处于发育迅速的阶段。

三、缺铁还可能导致认知能力发展缓慢、行为失常，也会在某种程度上影响孩子的记忆力。

宝宝出生之后，从妈妈体内带出来的铁大概可以维持 6 个月左右，6 个月以后母乳中的铁就很难满足宝宝的需求了。吃配方奶的宝宝一般也会在 6 个月左右换成二段奶粉，二段奶粉通常比一段奶粉含有更多的铁，再配合着高铁辅食，才能满足孩子成长对铁的需求。

判断孩子是否有缺铁性贫血，参考的主要指标是血常规检查中的"血红蛋白"这一项。但这里我要先强调一下"缺铁"和"贫血"之间的关系。用一句话总结就是：严重的缺铁可以导致贫血，但贫血不一定都是由缺铁引起的。

在发生缺铁性贫血之前，人体内还会经历一个铁减少期和一个红细胞生成减少期。这两个阶段家长可以通过孩子的饮食来判断，如果孩子日常摄入的铁量不足以满足身体的需要，可以考虑及时增加含铁量高的辅食。饮食改善得及时，孩子在很大程度上就不会出现缺铁性贫血。

指尖血显示缺铁，不一定准确

经常会有妈妈直接拿着显示孩子可能缺铁的血常规报告给我看，迫切地想知道铁剂的具体补充办法。我的习惯是，先看看这个血常规是以怎样的方式测得的，是抽血化验还是扎手指头化验的。如果是扎手指头化验的，我通常会建议妈妈们先别着急，再去抽血化验复查一下。复查结果如果再次显示符合缺铁性贫血的特征，再来补充铁剂也不急。铁剂毕竟属于药物，而且多少还有一些胃肠道刺激的不良反应，补充起来同样需要慎重。

指尖血的检验的确更方便，孩子承受的痛苦也会更小一些。但是指尖血的采血过程是刺破指尖，然后挤出血液。用这种方式挤出的不只有血液，还可能会有部分组织液。血液存在被稀释的可能，自然里面的血红蛋白数值也可能会偏低。另外，血常规里的参考值通常都是成年人的，所以我们不能只看箭头，还要看具体的数值。

判断孩子缺铁性贫血的参考值

世界卫生组织用来界定贫血的血红蛋白参考数值如下：

6个月到5岁：血红蛋白 <110 克 / 升；

5岁到12岁：血红蛋白 <115 克 / 升；

12 岁到 15 岁：血红蛋白 <120 克 / 升。

严格来说，真正诊断缺铁性贫血，还需要参考一些其他的指标，如血清铁蛋白、平均红细胞体积、平均红细胞血红蛋白浓度等。但如果孩子平时很少吃肉，而且正处于 6 ～ 12 个月这个缺铁的高发月龄，再结合着血常规中血红蛋白的指标来判断，基本也就八九不离十了。

在咨询过程中，我碰到的很多妈妈都会问："虽然孩子的血红蛋白数值低于参考值，但是低的数值不是很多，可不可以先食补啊？"

妈妈们在给孩子服用药物上谨慎一些是好事，但是补铁这件事有些特殊。**如果指标低于参考值，还是建议额外补充铁剂。**前面写过，在形成缺铁性贫血之前，孩子还会经历两个阶段。如果已经到了第三步，孩子的血红蛋白低于参考值，确定为缺铁性贫血，就证明孩子体内的铁处于相对匮乏的状态已经有一段时间了。此时此刻，食补恐怕很难在短期内缓解孩子缺铁的状况，为稳妥起见，还是建议额外补充铁剂。而且在补充铁剂的同时也不要忘了及时给孩子添加高铁的辅食。

哪些原因可能造成孩子患缺铁性贫血

很多妈妈特别不理解，自己细心照料，孩子的饮奶量很正常，辅食的添加也很及时和用心，孩子怎么就贫血了？遇到这种情况，我通常会劝家长们先别着急。铁在人体内从摄入到吸收再到利用是一个过程，有几个关键环节可能会引起缺铁，家长可以挨个排查一下。

第一，先天因素。如果妈妈在怀孕期间患有严重的贫血，或者孩子早产、体弱、出生时体重过低等，都容易引起孩子缺铁。说到先天因素，就不得不介绍一下"晚断脐"。为了防止孩子在婴儿时期缺乏铁元素，出生之后让脐带继续搏动 1～1.5 分钟，然后再剪断，可以在很大程度上保证婴儿获得正常发育所需要的铁元素。事实上，国内大部分的医院都已经实施了这种"晚断脐"的方法。

第二，铁摄入不足。给孩子添加辅食之后没有及时再添加高铁的食物，比如高铁米粉、红肉类的食物等。

第三，铁流失过多。长期慢性出血的孩子容易流失过多的铁，如得了某些消化道疾病的孩子。

第四，铁吸收障碍。维生素 C 可以促进铁的吸收，如果饮食搭配不合理，如很少摄入维生素 C 含量丰富的蔬菜和水果，铁的吸收就会受到影响。过多的钙会阻碍铁的吸收，所以妈妈平常给孩子摄入过多的钙质也可能导致孩子体内缺铁。正是因为这个原因，1～5 岁的孩子每天摄入的奶量尽量不要超过600 毫升。

第五，铁需求量过大。孩子在生长发育的快速期，对铁的需求量突然增大。这种情况不单单是面临着铁缺乏的风险，其他营养素也要考虑及时补充。但这时候更多考虑的是食补，因为孩子生长发育过快，食量必然也会有所增加。只要及时给孩子补充营养丰富的食物，营养素缺乏的风险也是比较低的。

阅读完以上内容之后，宝贝缺铁的原因你找到了吗？**其实，绝大部分缺铁的孩子都是在辅食添加这个环节上出了问题。**比如，很多妈妈觉得市面上卖的米粉质量没有保证，于是自己在家给孩子做米糊。妈妈们不知道的是，家庭自制的米糊含铁量都很低，而市售米粉却是铁强化的，自制不如购买。又比如，传统的辅食添加顺序是先添加蔬菜、水果，后添加肉类，很多妈妈担心孩子消化不了肉类，于是在 8 个月甚至更大的时候才考虑添加。其实红肉类食物是铁的主要来源，6个月以上的孩子又正处于缺铁的高峰时期，及时添加红肉类食物是非常关键的一点。

目前公认的科学辅食添加已经不再强调顺序了，只要孩子能接受，家长可以尽早地给孩子摄入更加丰富的食物品种，尤其是高铁食物。不过，顺序虽不用纠结，一些原则还是要遵循。不要一股脑地给孩子添加各类食物，每吃一种新的食物之后，需要观察2～3天，确定没有问题再给孩子吃另外一种新的食物。

不同年龄段的孩子到底需要多少铁？

推荐摄入量：6个月到1岁——11毫克/天；

1～3岁——7毫克/天；

4～8岁——10毫克/天；

9～12岁——8毫克/天。

家长可以根据孩子每天的饮食情况，大概算一下铁的日摄入量是否达标。如果达不到标准，就需要想办法改善孩子的饮食结构。适当地增加高铁米粉、红肉类食物以及豆类的比例，都是不错的方法，否则很可能会让孩子面临患缺铁性贫血的风险。

为什么我反复强调红肉类食物的重要性呢？因为食物中的铁可以分为血红素铁和非血红素铁，其中血红素铁的吸收率比非血红素铁要高3～4倍。血红素铁主要存在于肉类食物中，非血红素铁主要存在于植物类食物中。简单说来就是，肉里面的铁比非肉类中的铁利用率要高很多。这也再次印证了辅食中一定要及早添加红肉类食物做法的必要性。

补铁的具体方法

如果孩子确定是患了缺铁性贫血，建议的元素铁补充剂量是每天每千克体重2～6毫克。如果医生没有特殊交代服用剂量，可以按照每天每千克体重3毫克来补充，分2～3次给孩子服用。需要重点提醒的是，这里说的是"元素铁"含量，需要根据家长所买的铁剂品种来换算一下。

举个例子，家长给孩子补充的是蛋白琥珀酸铁，每瓶15毫升，里面含有40毫克的元素铁。假如孩子的体重是10千克，每天需要30毫克的元素铁，于是大概每天的补充剂量就是3/4瓶，可以分2次给孩子服用。

补充的第一个周期通常建议设定为1个月，1个月之后带孩子去复查血常规。如果血红蛋白数值增长10克/升以上，就证明补铁有效，否则就要找医生重新评估一下是否有其他原因引起孩子贫血，比如具有家族遗传倾向的地中海贫血等。即便补铁有效，也不能见好就收，要一直补到血红蛋白数值达到标准，再额外补充2个月，以达到体内的铁储备水平。停止补铁之后，家长也要及时给孩子添加高铁辅食，以防缺铁的再次发生。

铁剂的选择与注意事项

早些年的铁剂补充品种比较单一，大多数以硫酸亚铁这类传统的无机铁为主。这类铁剂对胃肠道的刺激性较大，吸收率也不理想，而且有较重的铁锈味，孩子服用起来比较抗拒。后来有机铁上市，该类铁剂不但胃肠道刺激性小了很多，吸收率有所提高，铁锈味也相对不那么明显了。这类铁剂有乳酸亚铁和葡萄糖酸亚铁、焦磷酸铁、蛋白琥珀酸铁、右旋糖酐铁等。

缺铁的人群不断增多，促进了研究人员加快研制新型铁剂的步伐。在原有的传统型有机铁基础上，新一代的复合物型有机铁陆续被研制出来。这类铁剂不但胃肠道刺激性更小，吸收率还比传统有机铁提高了一些，最重要的是它几乎没有铁锈味。有的厂家为了迎合孩子的口味，甚至将铁剂专门制作成淡奶味，简直太人性化了，这类铁剂有铁（Ⅲ）氢氧化物麦芽糖复合物、EDTA（乙二胺四乙酸）铁钠等。

不过，选择哪种铁剂还是要在医生的指导下来确定，并且需要综合评估孩子补充的剂量、经济能力、购买的方便程度，以及孩子的接受程度等。

药师小提醒
TIPS

铁剂补充过程中的注意事项

一、补铁期间，孩子的大便可能会变成黑色，这是正常情况，家长不用过于担心。

二、儿童补充的铁剂大多数是口服液，而铁剂本身容易造成牙齿变黑，所以最好在每次喝铁剂之后让孩子漱口、刷牙。若是宝宝太小还不会漱口，家长可以用干净的纱布蘸水帮他擦拭。

三、铁剂的吸收容易受到很多干扰因素的影响。维生素 C 可以促进铁的吸收，所以可以在补铁的同时适当增加一些维生素 C 含量丰富的食物摄入。其他的大多数食物都会妨碍铁的吸收，尤其是钙、锌含量高的食物。理想的补铁时间是两餐之间空腹的时候，这样受到食物的影响是最小的。但如果有恶心、腹泻、胃疼等症状出现，可以将铁剂和食物同时服用，但要尽量避开含钙高的食物，如牛奶等。

四、如果补充铁剂的同时孩子还正在服用其他药物，家长要与医生和药剂师充分沟通，以防发生药物的相互作用。

那些年，我们在补铁道路上走过的弯路

由于儿童、孕妇、哺乳期妇女都是缺铁的高危人群，所以有补铁需求的人日益增多。在朋友圈经常会看到大家转发各种补铁的"经验"，传统的观念通常认为，血是红色的，所有红色的食物一定都有补铁的效果。但真的是这样吗？

红枣中的铁含量大概是2.3毫克/100克，但这种铁属于非血红素铁，吸收率不到5%，所以红枣算不上补铁的良好来源。而且枣皮和枣核在食用过程中容易给孩子带来潜在的风险，没必要特意用这种方式给孩子补铁。

我很爱吃樱桃，一口咬开红红的，跟血液的颜色像极了。樱桃的含铁量为0.4毫克/100克，已经算含铁量偏低的食物了，所以樱桃补铁的说法同样不成立，虽然它很像血，但也只是像而已。

一些绿叶蔬菜的含铁量相对高一些，比如菠菜。菠菜的含铁量是2.9毫克/100克，但吸收率大概只有1.3%。另外，菠菜中还含有草酸，即使用水焯过后含量仍然不低。草酸不但会影响菠菜中铁的吸收，还会间接影响到一起服用的其他食物中铁的吸收。补铁的目的没有达到，甚至还起到了反作用，这样补铁真的不划算。

关于更多食物中的铁含量，请看表3-2，总之，补铁还是要靠肉。

对于孩子没有查出缺铁性贫血的妈妈来说，也不要大意。因为"革命尚未成功，同志仍需努力"，孩子现在没有贫血，不代表他没有缺铁。添加辅食的初期，家长一定要给孩子摄入高铁的食物。随着年龄的增长，孩子对铁的需求会略有下降，而且食量以及吃肉食的能力也是与日俱增的。因此，度过这个关键期，宝宝以后缺铁的风险也就比较低了。

表 3-2 各种食物中的铁含量

蔬菜							
口蘑	19.4	莲藕	1.4	土豆	0.8	芹菜	0.6
金针菇	1.4	毛豆	3.5	空心菜	2.3	小白菜	1.9
玉米	2.2	豌豆	4.9	绿豆芽	0.6	番茄	0.4

水果							
樱桃	0.4	菠萝	0.6	猕猴桃	1.2	西瓜	0.5
草莓	1.8	芦柑	1.4	葡萄	0.4	荔枝	0.4
红富士苹果	0.7	库尔勒梨	1.2	海棠果	1.4	鲜枣	1.2

肉蛋奶							
鸡蛋黄	6.5	猪肝	22.6	草虾	3.4	酸奶	0.4
鹌鹑蛋	3.2	猪肉松	6.4	鳜鱼	1	婴儿牛乳粉	5.2
土鸡	2.1	牛前腱	6.4	鲜扇贝	7.2	奶酪干	18.7

主食／其他							
蒸米饭	2.2	红小豆	7.4	黑芝麻	22.7	榛子	6.4
煮面条	0.5	小米	5.1	白芝麻	14.1	松子仁	4.1
面包	2	黑米	1.6	北豆腐	2.5	核桃	6.8

注：每 100 克食物的铁含量单位为毫克（mg）。

　　宝宝已经查出缺铁性贫血的妈妈也不要焦虑，及时给孩子补充铁剂，缺铁的情况很快就会被纠正。与此同时，别忘了去寻找引起孩子缺铁的主要原因，并且要做出相应的改进！同时，各个年龄段的女性都是缺铁的高发人群，妈妈在关注孩子健康的同时，也要抽出时间来关注自己的身体检查。毕竟我们好了，全家才能更好。

04

过了周岁生日，宝宝更强壮了

孩子周岁后这段相对平静的日子里，也有不少恼人的问题。怎样才能使孩子少生病？如何应对意外伤害、便秘，以及蚊虫？本章将为大家一一揭晓。

写这部分的时候，当当刚好 2 岁半。2 岁半的当当每天都在笑：睡觉之前会用各种调皮的借口不上床，然后自己咯咯地笑；睡醒了会自己爬下床，扶着门框冲我们笑着说"当当醒了"；带她去公园玩，她会在阳光下奔跑着大笑；偶尔也有点小调皮，比如把我的头绳放到我的鞋子里，然后躲在门后面看着我，捂着嘴偷笑……

当当过了 1 岁之后，几乎没怎么生过病。感冒过 2 次，没吃退热药就好了。得了一次急性胃肠炎，我分析应该是被小区里一个 4 岁的上了幼儿园的小哥哥传染的，好在不是很严重，基本没怎么耽误吃和玩，几天之后不知不觉也康复了。可以说这两年我过得十分安心，看着小妞日渐结实的大腿和圆滚滚的脸蛋，心里特别有成就感。

我家楼下小朋友的奶奶对此羡慕不已，因为她差不多年龄的孙子总是不停地生病，让全家都苦不堪言。我总是安慰她，孩子大一些自然就好，每每听到我这样说，奶奶的头都会摇得像个拨浪鼓："不不，你家当当身体好，你是不理解我们这种心情的。"

我心里暗暗想到，我怎么会不理解？丁丁小时候就不像当当这样"好带"，即便是在 1 ～ 2 岁这段相对平静的岁月里，生病也犹如家常便饭。现在他已经 9 周岁了，我回想那段作为新手妈妈的岁月，甜蜜、兴奋，也充满了各种纠结和无助。好在小伙子现在日益强壮，生龙活虎。下面，我就把这些作为"过来人"的经验总结给读者们，希望大家都能把宝宝养得像现在的当当一样省心。

怎样才能让孩子少生病

丁丁是 2009 年出生的，那两年流行生个"奥运宝宝"，我猝不及防地赶上了生育高峰。大概从丁丁小时候开始，各种早教课堂、室内淘气堡、职业体验馆、小小动物园等让孩子们玩儿的地方就层出不穷了。即使工作日上班再累，我们也会把丁丁周末的行程安排得满满当当的。一来为了弥补平时陪孩子时间不足的缺陷，二来也是被各种花样翻新的儿童设施所吸引，希望丁丁多长见识。这样折腾一阵子下来之后，钱包瘪了不说，我们还发现一件奇怪的事情：每次过完周末到了周一，丁丁就开始生病。最开始我以为是折腾得太厉害，孩子累到了自然容易生病。但我们调整了节奏之后，发现情况并没有改善。后来孩子姥姥一声令下：以后周末不许出去浪！

难道休息日就只能在家大眼瞪小眼吗？孩子总生病到底是怎么回事呢？随着孩子年龄的逐渐增长，也随着我在养孩子这条路上积累的经验越来越多，再结合当当这个"二代产品"的成功，我想我找到了让孩子"少生病"的秘诀。

少去或者不去室内场所

1 岁以内的孩子活动能力有限，可以参与的娱乐项目少之又少，小宝宝要么在家玩，要么在小区里玩，出门的机会很少。孩子过了 1 岁之后，家长们总会急着让宝宝好好看看这个花花世界，恨不得一股脑地把自己小时候的遗憾全在孩子身上一一实现，却忽视了外界环境的"威胁"。

事实上，室内游乐场往往是孩子感染疾病的高发地区。室内不通风，细菌、病毒无法及时消散，空气得不到更新，这对于熟悉了家里相对单一菌群的宝宝来说是个严峻的考验。也许你会说，现在的商场都安装了新风系统，可以随时换气。暂且不说新风系统的实际换气能力如何，除了空气的问题，我们要警惕的还有装修污染的问题以及娱乐设施作为传染渠道的问题。

我曾亲眼看到一个留着鼻涕的孩子啃过的海洋球，转手就被另一个宝宝接着啃。小孩子不懂什么是手部卫生，一会儿用手抠抠鼻子，一会儿又可能去抠抠嘴，玩到开心的时候还会捧着喜欢的小朋友的脸亲一下，疾病交叉感染的概率太高了。

尽量少接触"大孩子"

大一些的孩子身上携带的菌群复杂，尤其是幼儿园阶段的孩子。有些上了幼儿园的孩子抵抗力好，虽然没有发病表现，但是他在幼儿园期间接触到的细菌和病毒可能会潜伏在身上，传播给其他的孩子。3 岁以下的小宝宝则是这些潜伏着的细菌和病毒的主要攻击对象。很多传染性疾病都在孩子上幼儿园期间高发，这是因为幼儿园的环境太复杂，孩子太多。可这并不代表这些传染性疾病 3 岁以下的孩子就不会得，一旦得了，就会比 3 岁以上的孩子面临的形势更为严峻。比如手足口病高发于 5 岁以下的孩子，幼儿园期间的小朋友被传染的概率要高一些。但是3岁以下的孩子一旦被传染上手足口病，发生重症手足口的概率是比较高的。

因此，要尽量避免宝宝密切接触这些"大孩子"，尤其是一些有皮疹、咳嗽、流鼻涕等症状的孩子。该"矫情"的时候还是要"矫情"，毕竟小心驶得万年船。

多让孩子接触"大自然"

北方的冬天干冷又漫长，也正是因为这个原因，我们才经常带丁丁去室内的娱乐场所。后来我意识到问题所在，开始把活动的地方逐渐转移到了室外。给孩子穿得厚厚的，去室外冰场，堆雪人、打雪仗、拉雪爬犁、滑冰滑梯。夏天的时候就去爬山、野炊、去江边露营。孩子很开心，我们也很开心。省钱的同时，也让孩子收获了好身体。

这种做法其实是有科学依据的。越来越多的证据显示，肠道菌群和人体的免疫能力关系密切，多接触大自然中的天然微生物，对肠道菌群的好处十分明显。

保持良好的饮食和睡眠

有多少妈妈被"挑食"和"睡渣"打败过？我曾经在一个讲座的现场问过这个问题，举手的妈妈比比皆是。看到齐刷刷举起的手臂，妈妈们忍不住都笑了起来，突然感觉自己不是一个人在战斗。饮食和睡眠对宝宝免疫系统构建的意义重大，吃得好、睡得香的孩子身体也会更好一些。这两个问题随便拿出来一个，都足以单独写上几本书。这里我就只给大家提个醒，没有什么问题是解决不了的。如果真的穷尽了办法也无法解决，那就顺其自然吧，因为早晚会解决的。

及时增减衣物

不论是"捂着"还是"冻着"，都容易增加孩子患病的风险。屋里屋外温差大，季节交替时温度波动大，孩子一会儿"静若处子"一会儿"动若脱兔"……及时增减衣物对 1 ～ 2 岁孩子的妈妈来说确实是一项浩大的工程。每到冬天，我带孩子出门的时候，都要准备一个大的双肩包。因为北方的室内外温差大，外面天寒地冻有时候要穿两层羽绒服，进到屋子里很有可能就得换成短袖。孩子玩疯了、出汗了也要及时增减衣物，而且衣服搞不好还会被弄脏、弄湿，所以还要准备一套备用的。一起出行的妈妈们曾经笑称：每个妈妈都是一个行走的衣柜。

关于穿衣的问题，大家可以查一下"洋葱式穿衣法"，实用又科学，值得借鉴。

勤洗手

很多疾病都是通过手来传播的。父母要根据孩子的实际接受能力，尽早地教会孩子"六步洗手法"，这是一个会让孩子受益终身的技能。

儿童意外伤害的药物应对措施

当当小时候生病的概率比哥哥小很多，但是受外伤的概率却明显高了一些。可能我真的像大家说的那样，"二胎照猪养"。我自己也能感觉到，在老二身上投入的精力和注意力少了很多。而且当当淘气又好动，家里只要是她没摸过的东西，她都会觉得很好奇。记得当当 1 岁多刚学会走路没多久，我一个转身没看到，小家伙就跑到厨房，觉得电饭锅冒出的热气好玩，伸手过去摸了一下。当时我在两米开外的地方跑过去都来不及。教训当然是惨痛的，当当的手指上烫出了两个巨大的水疱，自那以后，我家里厨房的推拉门几乎都是关着的。

当当快 2 岁的时候，学会了开、关厨房的推拉门，经历了夹手之后依然兴趣和热情满满，于是我们只好安装了儿童安全锁。后来她又掌握了解锁技能，有一次没穿拖鞋玩拉门，结果不小心把脚指甲撞掉了一块儿，顿时鲜血淋漓。从那以后，当当就再也没主动碰过推拉门。别看我现在写起这些事轻描淡写，当时可是非常心疼和自责。在危险没有发生的时候，我们要想办法将危险发生的可能性降到最低。而当危险发生之后，如何应对，尤其是如何采用药物应对则非常重要。

1 岁以内的孩子，活动范围较小，家长的重视程度也高。1 ～ 2 岁的孩子，正处于刚刚可以到处活动，对世界充满了好奇心，但是身体的协调性还不是很好的特殊时期，外伤的风险可想而知。我国每年有 2 500 万左右的儿童因为意外伤害而就诊，引起儿童常见意外的伤害多达二十几种，这里主要给大家介绍下那些可能会使用药物的情况。

烫伤、烧伤

皮肤由外到内分为三层，分别是表皮层、真皮层和皮下组织。医学上将烫烧伤分为Ⅰ度、Ⅱ度和Ⅲ度。Ⅰ度烫烧伤仅为表皮层的损伤，皮肤表面会变红，有疼痛感，触摸的时候疼痛感尤其明显。在炎热的夏天，皮肤表面的晒伤也属于Ⅰ度烫烧伤的范畴。Ⅱ度烫烧伤会同时累及表皮层下面的真皮层，皮肤表面严重的地方会产生水疱，疼痛的感觉也比Ⅰ度更强一些。Ⅲ度烫烧伤就是很严重的情况了，不只损害到皮肤的表皮层和真皮层，皮下组织也受到不同程度的损害。从恢复的效果来看，Ⅰ度、Ⅱ度烫烧伤大多可以痊愈，而Ⅲ度烫烧伤恢复的效果大多不好，属于永久性的损伤。

当当那次触碰电饭锅造成的烫伤就属于Ⅱ度烫伤，好在面积不是很大。我当时立刻打开自来水帮助她冲洗受伤的地方，持续了 10 ～ 15 分钟。冲洗时间一般不固定，要看孩子的配合程度，因为冲洗的过程可能会增加疼痛感，孩子一般会比较排斥。冲洗过后，我又把她的手泡在冷水里面，整个冲 + 泡的时间不少于 15 分钟。手泡着的时候她倒是很配合，可能是感觉舒服一些了。

泡完之后，姥姥提出来要抹酱油或者牙膏，说她们小时候都是用这种土办法来应对烫伤的。我拒绝了，因为这种方式容易增加皮肤表面的感染风险，不宜使用。后来在整理这部分内容的时候，我去一个妈妈群调研了一下，发现民间治疗烫烧伤的各种偏方真的是"只有想不到的，没有做不到的"，什么万花油、芦荟汁，甚至用锅底灰和树皮蹭……

第二天早上，当当手上的组织液渗透得更为明显了，两个水疱圆滚滚的。这时候姥姥提出来用针挑破，又被我拒绝了。姥姥说："用火把针烧一下，就消毒了，不会引起感染的。"我和她说："挑破了之后容易感染，而且还容易留疤，破了之后露出里面的嫩肉孩子会感觉很疼。里面的液体稍后会自己吸收的，咱们多注意一下别让她自己碰破了就好。"姥姥半信半疑，结果又过了一两天，水疱果然瘪了，外面那层皮也在光荣完成保护任务之后自己蜕掉了。

如果烫后恢复期间孩子的表皮有破损，可以外涂抗感染药膏，比如莫匹罗星软膏、红霉素软膏或者夫西地酸乳膏等。像当当这种不严重而且面积不大的烫伤，在家处理就可以，如果发生Ⅲ度烫烧伤或者面积较大的Ⅰ度、Ⅱ度烫烧伤，为稳妥起见还是要及时去医院就医，家长不要自行在家给孩子涂抹任何声称有缓解烫烧伤功能的药膏。

擦伤、割伤

擦伤和割伤应该是每个孩子成长过程中都避免不了的伤痛。但习以为常就能听之任之吗？孩子出现擦伤和割伤，家长怎么做才正确呢？

遇到孩子有擦伤或者割伤的时候，如果有血流出来，需要用无菌纱布及时按压 5～10 分钟，等血止住之后再使用肥皂水冲洗伤口，把脏东西冲掉。冲洗干净之后，在受伤部位涂抹抗感染药膏，如莫匹罗星软膏、红霉素软膏或者夫西地酸乳膏等。然后用纱布覆盖包裹，每天在固定的时间帮助孩子检查伤口。如果受伤较严重，在按压的同时要及时就医。

以前关于孩子的伤口要不要覆盖纱布颇有争议，有人认为应该将伤口及时暴露在空气中，以加快结痂和愈合的速度，覆盖纱布反而容易增加感染的风险。如果纱布和受损的皮肤粘连，在揭开纱布的时候容易造成二次损伤。事实证明，伤口暴露在空气中的确会加快结痂的速度，但是对皮肤表面的愈合并没有太大帮助。因为结痂容易在伤口没有完全愈合的时候脱落，相信大家小时候都有结痂脱落并出血的记忆吧，那感觉就跟再次擦伤一样。而且结痂反复脱落之后，皮肤表面特别容易出现疤痕。

纱布容易引起感染和粘连伤口的问题的确存在，不过那通常是因为家长没有及时为孩子涂抹抗感染药膏。抗感染药膏不但可以预防感染，还能对创面形成一层保护以防粘连，同时还保证了伤口的湿润度。伤口一般在 2～3 天之后就可以愈合，家长只要注意在这期间每天检查一下孩子的伤口有没有化脓，及时涂抹药膏就可以了。

在急诊中，很多受外伤的孩子家长都会过来咨询是否需要打破伤风疫苗的问题。这时候我通常会让家长回家翻看孩子的疫苗接种本，按照国家的计划免疫要求，孩子在 3、4、5、18 月龄的时候都应接种百白破疫苗，这里面的"破"

指的就是破伤风疫苗。

另外，"五联"或者"四联"疫苗中也含有百白破疫苗，也就是同样含有破伤风疫苗的成分。2018 年《中国破伤风免疫预防专家共识》中提道："全程免疫后的作用持续时间可达到 5 ～ 10 年，在全程免疫后进行加强免疫，其作用持续时间可达 10 年以上。"

可见，孩子如果全程接种了疫苗，最后一次是 18 个月时，往后数至少 5 年，也就是孩子至少 6 岁半之前都是疫苗的保护期，没有必要再额外接种。如果超出 5 年了，医生则要根据伤口的类型来具体评估。

咬伤

说到咬伤，其实家长们无外乎最担心一种病——狂犬病。因为狂犬病是由哺乳动物中的肉食性动物和蝙蝠类传播的，所以这里先排除几种不会传播狂犬病的动物：禽类（鸡、鸭、鹅）、鱼类、昆虫类、爬行类（蛇）、啮齿类（老鼠、兔等，野生的例外）等。

我在急诊值班的时候还碰到过不少被乌龟咬伤的孩子。为了满足小朋友们养小动物的愿望，很多家长选择了不怎么需要喂又不会乱跑的乌龟，觉得它的安全系数高，但其实乌龟平时看起来慢悠悠的，咬人的速度却很快，家长不可大意。

按照咬伤的程度，我们将接触动物的皮肤分为三级暴露。

Ⅰ级暴露：被动物咬或者舔，皮肤表面没有破损。不会传染狂犬病，局部清洗就可以。

Ⅱ级暴露：被动物咬、抓后，皮肤表面有破损，但是没有出血。用肥皂水和自来水交替冲洗至少15分钟，碘附（碘伏）消毒之后送往医院注射狂犬疫苗。特别提醒，千万不要挤压伤口。

Ⅲ级暴露：被咬后有流血，或者已经流血的伤口被舔了。按照上面的方法处理之后，立即去医院接种狂犬疫苗和狂犬病被动免疫制剂（抗狂犬病血清／人狂犬病免疫球蛋白）。

国内上市的狂犬病疫苗有数种，具体接种疗程和用法用量需要到当地卫生防疫部门指定的医院去咨询。如果是被外面的动物咬伤，接种疫苗的同时，需要对这只动物观察10天。10天之后，如果咬人的动物没有发作狂犬病，10天之后的疫苗可以不用继续接种，但是10天之前的疫苗一定要按照疗程接种。这就是我们常说的"10日观察法"。

老鼠之类的啮齿类动物虽然不会传播狂犬病，但是却有传播流行性出血热的风险，所以被老鼠咬后建议注射流行性出血热疫苗。

如果被人咬，感染狂犬病的概率几乎为零，除非这个人正处于狂犬病的感染期。另外，要确定咬人的人是否为乙肝病毒、艾滋病病毒等传染性疾病的感染者，视具体情况给予伤口相应的处理，并采取预防性用药措施。这种情况也很少见，毕竟很少有成年人会把小孩子咬得很严重，大多数时候都是小朋友之间玩闹导致的，而小朋友携带传染性疾病的概率特别低。

动物的口腔、牙齿和爪子上携带的病原体很复杂，如果伤口较大、较深，要在医生的指导下合理使用抗生素类药物预防感染。

药物误服

在我2岁半那年，有过一次惊心动魄的药物误服经历。我的妈妈是护士，家里有个小箱子放了各种常用药品，每次妈妈拿药的时候都会嘱咐我，这个箱子千万不能碰。那时候的我懵懵懂懂，有一天，在好奇心的驱使下，我趁大人不注意打开了箱子，拿了一袋黄色的小药片，取出一片放到嘴里。嗯，甜甜的真好吃，怪不得妈妈不让我碰，一定是怕我把牙吃坏了。为了不被发现，我特意躲到阳台上去吃，可是放到嘴里的药片没多一会儿就变苦了，于是被我吐到了阳台下面。就这样，我把一袋药片外面的糖衣都吃掉了才心满意足。等到爸爸发现的时候，我的手里只剩下一个空药袋。

爸爸当时吓坏了，抱起我就去医院找妈妈。隐约听到大人们在商量"洗胃"的问题，我对爸爸说："这个糖一点也不好吃，里面是苦的，吐在阳台下面了。"老爸立刻骑着自行车飞奔回家，像集七龙珠一样集齐了所有被我吐掉的药片，然后拿到医院给妈妈看。这时候大家才长出一口气。这么多年过去了，家里人对这件事仍旧记忆犹新，时常拿出来在餐桌上当作笑料来讲。现在讲起来是很轻松，但当初我简直要把爸妈吓死了，药的名字我记不住了，只知道后来家里的那个药箱被妈妈上了一把锁。

丁丁会爬之后，我有了前车之鉴，便把家里的药箱一直放在高处。而且随着丁丁攀爬能力的增长，药箱越放越高。现在倒是不用担心了，吃药的时候丁丁甚至已经会自己阅读说明书了，想吃糖的时候他还会网购……

1～3岁是药物误服的高发年龄，因为这个年龄段的孩子辨别能力不强。由孩子自己误服造成的药物中毒，占所有药物中毒比例的60%～70%。除了正常的药物储存安全措施之外，家里尽量不要使用杀虫剂、灭鼠药、农药等物品，每年因为这些导致孩子中毒的案例也很常见。

当家长发现孩子误服药物的时候，首先要明确几个问题：

第一，孩子吃的是什么药？具体服用的剂量是多少？

第二，当家长发现的时候，距离孩子服用药物的时间有多久？

第三，孩子的状态如何？

明确了以上问题之后，家长应立即联系专业人士（医生或者药师），告知以上三点信息和孩子的年龄、体重。现在的网络咨询如此发达，正好可以派上用场。不过前提是一定要找靠谱的专业人士或者组织，否则可能会起到反作用。

很多妈妈会问："为什么不是立即催吐？孩子吃错药了，为了安全起见不是应该立即催吐吗？"

这个问题问到点上了，不是所有的药物都适合催吐，要具体分析药物的品种和服药的时间。儿童服用的液体制剂大多数很快就会被吸收，在已经吸收了的情况下催吐就没有意义了，还会让孩子白遭罪，增加家长的焦虑感。最重要的是，如果孩子误服的是一些可能对消化道有腐蚀作用的药物，催吐则会造成消化道的二次损伤。因此，关于药物可不可以催吐的问题，同样需要咨询专业人士。

如果专业人士建议立即就医，那记住去医院的时候别忘了带上孩子吃剩的药物，以供医生参考。

下面我给家长们介绍几个在咨询过程中接触到的案例，以加深读者们对药物误服严重性的认识。

Q&A 案例来了 男宝 1 岁半，常规每天补充 1 粒维生素 D，1 粒 400 国际单位（IU）。今天由于没有及时发现，孩子一次性吃了 5 粒，现在该怎么办？大概半个小时了，需要催吐吗？会不会引起中毒？

药师解答： 我当时先安慰了这位妈妈，告知孩子服用的剂量在安全范围内，没有中毒的风险。等她放心下来，我才耐心地为她详细解释。

维生素 D 的补充上限：0～6 个月——1 000 国际单位

7～12 个月——1 500 国际单位

1～3 岁——2 500 国际单位

4～8 岁——3 000 国际单位

9～18 岁——4 000 国际单位

以上数据仅仅是补充上限而不是中毒剂量。这个案例中的孩子 1 岁半，每天的补充上限是 2 500 国际单位，吃了 5 粒是 2 000 国际单位，在补充的安全范围内。儿童每天口服维生素 D 5 000 国际单位，而且持续 6 个月以上才有发生中毒的风险。从这个数据来看，维生素 D 的中毒并不容易。不过我还是建议这位妈妈，可以考虑在稍后的 4 天停止补充维生素 D，第五天再恢复每天 400 国际单位的常规补充剂量。

这个案例的情况虽然没什么危险，但不代表所有过量服用维生素制剂的情况都是安全的。比如之前就有一则新闻报道，一个孩子误服过量的维生素 E 软糖，并出现了恶心、呕吐的症状，经查实，孩子一下子吃了二三十粒，经过洗胃后才安然度过了危险期。类似于这种软糖类维生素药物服用过量的案例不胜枚举，家长们一定要提高警惕。

Q&A **案例来了** 我家宝宝 3 岁，男孩，体重 18 千克，1 小时之前误服了氯雷他定糖浆，不能准确估算药量，怀疑最多服用了 10 毫升。孩子目前没有什么异常，需要立即去医院吗？

药师解答： 1 小时之前服用的糖浆剂，基本上已经被吸收了，催吐的意义不大。氯雷他定的安全剂量范围较大，药物本身的安全性良好，很少有不良反应发生。孩子即便服用了 10 毫升，也属于可以继续观察的范畴。我嘱咐家长，如果孩子没有什么异常症状发生，可以先在家观察，暂时不用去医院。由于氯雷他定可能有头痛、嗜睡方面的不良反应，所以不要让孩子做激烈的运动，以免增加磕碰的风险。

Q&A **案例来了** 女宝宝 1 岁半，体重 10 千克。发热 39℃第二天，今天上午奶奶给孩子吃美林的时候，一不小心把家里两种规格的美林弄混了。按照说明书上的剂量，本来应该服用 1.8 毫升，结果给孩子按照大规格剂量服用了 4 毫升。10 点吃的，妈妈中午 12 点半回家后发现的，现在该怎么办？急！

药师解答： 10 千克体重的宝宝服用布洛芬的最大推荐剂量是 100 毫克，说明书中的给药剂量有的时候会比较保守。对于一些高热、服药后体温控制不好的宝宝，药师会推荐以最大安全剂量来服用。按照说明书，本应该服用 1.8 毫升的美林，每毫升的含药量是 40 毫克布洛芬，服用了 4 毫升相当于摄入了 160 毫克的布洛芬。虽然超过了 100 毫克的最大安全服药剂量，但也不至于达到中毒水平。而且孩子已经服药超过 2 小时，药物基本已经被全部吸收。我嘱咐家长应密切观察孩子的状态，如果发生异常哭闹、呕吐、萎靡、皮疹等，建议及时去医院就诊。在稍后的 12 小时之内，为稳妥起见，尽量不要再次使用美林，可以考虑用对乙酰氨基酚（泰诺林）来作为替代品。而求助者家里这两种规格的美林，我推荐将保质期比较近的一种丢弃，以防再次发生误服事件。

前两个案例是孩子淘气误服药物，这个则是由家长的失误造成的。不只是美林，市面上的泰诺林同样有两种规格。建议同一个品种的药物家中最好就准备一种规格的，万不得已也要做到分开放置。因为我之前也接到过孩子和妈妈同时服用顺尔宁，结果孩子不小心吃了妈妈的药物的案例。

上面的这三个案例最终结果都还不错，没有对孩子造成什么大的影响。这三个例子是有一定针对性的，希望家长们能从案例中掌握一些药物常识。但这并不代表所有的儿童误服药物最终都可以化险为夷，家长们可以去网上搜一下相关的新闻，看了之后你会觉得，没有最后悔，只有更后悔。家长一定要尽量将可能发生的药物误服风险扼杀在萌芽中，帮孩子、帮家人把好关。

以上列举的儿童意外伤害仅仅是所有儿童意外伤害的冰山一角，儿童意外伤害还涉及骨折、扭伤、溺水、电击、气管异物、交通安全、坠楼、遗忘车内、学步车意外、鼻出血、走失、性虐待、电梯意外等，有时间的家长最好找来相关内容逐一学习。养孩子的过程就好比"打怪"，"打怪"的过程虽然艰辛，但从中家长们也能获取一定的能量值，自身的经验和心理水平也会同步增长。孩子在成长过程中难免会遇到意外伤害，不用渴求做到一百分的父母，只要家长们努力将这些伤害的程度和概率降到最低，那就足够了。

孩子便秘，我比他更难受

丁丁小时候是个资深便秘儿童，全家人曾经对于他便秘的焦虑程度达到了最高预警状态。比如某一天他大便了，姥姥就会高兴上一整天，有时候甚至不会把便便扔掉，要放在便盆里盖上盖子"珍藏"起来等我下班给我看，因为这就是她这一天最大的"战利品"。然后一家人晚上可以愉快地聊天、愉快地吃晚饭，一切都是愉快的……如果某一天我下班看到姥姥板着个脸不说话，不用问也知道怎么回事，然后我就会静悄悄地做事，生怕一个不小心点燃了导火索。没错，那段时间我家就是这样的。如果你家里有一样的便秘宝宝，这样的场景会不会感觉似曾相识？

据不完全统计（之所以说不完全，是因为我从目前接触的咨询案例总结来看），便秘高发于1～3岁的孩子，尤其是刚刚开始进行排便训练的孩子。因此，我把这部分内容放在这里来写，也是希望给家长们提个醒：第一，孩子便秘还有可能是心理因素引起的；第二，也有一些情况其实并不算作便秘。

什么叫便秘

严格来说，便秘本身其实和发热、咳嗽一样，只是一种症状，不是一种疾病。排便次数减少、粪便量减少、粪便干结、排便费力，以上四种情况同时存在两种，才可以诊断为症状性便秘。也就是说，孩子可能三四天不便一次，但是粪便软硬适中，而且排便不困难，那么这就不能叫作便秘，很可能是攒肚。而孩子即便每天都照常排便，但是排便量很少，而且粪便干结，那么也属于便秘。

当然，很小的宝宝在排便费力这一点上要具体分析，因为躺着排便本来就是一件很困难的事。这时候家长可以让孩子多做一些蹬自行车的动作，或者协助宝宝把两个膝盖靠拢并靠近胸部，帮助他用力。

引起便秘的原因和预防措施

对于出生不久的新生儿，出现症状性便秘后医生会更多地考虑先天性疾病的可能性。如先天性巨结肠、肛门直肠畸形、脊柱畸形等，但是这种情况的发生率是极低的。婴儿期，母乳喂养的宝宝不容易发生便秘，对于人工喂养且便秘的宝宝，家长要注意奶粉的冲调比例是否合适。而1岁以上的宝宝的便秘原因则要复杂得多。

1.辅食添加初期忽视膳食纤维和水分的摄入。

最初给宝宝添加辅食的时候，家长很容易忽略膳食纤维和水分的补充。为了避免便秘，1岁左右的孩子，饮食中每天至少要摄入5克纤维素，如蔬菜泥、水果泥、富含纤维的谷类食物等都是不错的选择。但添加时注意不要违反辅食添加的原则。与此同时，也不要忽视液体的摄入，通常情况下，5千克体重的婴儿每天的液体摄入量不能低于480毫升，10千克体重的婴儿每天的液体摄入量不能低于960毫升。这里额外提醒，6个月以内的宝宝不需要额外补充水分，保证正常的饮奶量就可以了。

2.挑食。

挑食的孩子大多不爱吃青菜，而且食物摄入过少同样会引起便秘。每个人的口味不同，我们要允许孩子有选择自己喜欢的食物的权利，这时候威胁和恐吓只会起反作用。在食材如此丰富的今天，营养均衡并不是什么难事。不喜欢吃绿叶菜，可以用其他富含膳食纤维的蔬菜和水果来代替，没有必要逼着孩子吃。另外，还可以想办法把一些粗纤维丰富的食物做成馄饨、饺子、包子或者蔬菜饼等给孩子吃，在花样上面，家长们总是能脑洞大开，想出很多办法。2～5岁的儿童每天要摄入7～15克的纤维素，6岁的儿童每天则要摄入11～16克（根据孩子的年龄加5～10克/天）。

3.摄入过量的乳制品。

乳制品中的乳糖含量较高，对有些孩子来说比较难以消化和吸收。食用过多的乳制品，如牛奶、冰激凌、奶油等，会加重腹胀和便秘。2岁以上的儿童每天的牛奶饮用量要控制在 720 毫升以下。最新研究显示，牛奶和便秘之间的联系可以用非特异性机制来解释，类似于其他因饮食改变而引起的大便一致性的改变。说白了就是孩子对牛奶不耐受或者过敏。没错，有时候过敏也会引起便秘。

4. 过量补铁和补钙。

过量的钙和铁会影响胃肠道的收缩功能，造成便秘。

5. 如厕训练方法不当。

如厕训练的方法不当，同样会导致便秘。强迫宝宝坐便盆、威胁宝宝拉裤子之后会有惩罚措施等都是不可取的。每个孩子都有自己的时间表，如厕训练这个事需要契机和耐心。总之，强扭的瓜不甜。这条规则适用于养育孩子路上遇到的任何一个问题。

6. 肛裂或者肛门发炎。

便秘导致肛裂，肛裂疼痛导致不敢用力，不敢用力导致大便不能按时排出，不按时排便就导致大便干结，最后便秘。这貌似是个恶性死循环，但是中间总有家长能够打破的环节。比如在排便之前给孩子的肛门处涂抹少量食用油，擦拭大便的时候尽量选择柔软的纸巾或者湿巾，不要用力擦拭等。不要因为小事疏忽而进入这个可怕的循环，否则就有的后悔了。

7. 运动量过少。

运动量少的孩子，胃肠道蠕动能力要差一些，比较容易发生便秘，因此一定要让孩子有一定的运动量。增加运动量还可以促进孩子的食欲。但前提是找好适合孩子的运动项目，以及估算好孩子的运动量。锻炼身体不可操之过急。

8. 环境因素。

旅行、新入园、新入学等，任何打破日常规律的行动都有可能引起便秘。这个时候家长需要注意的是，尽量让孩子作息规律、饮食规律、在固定时间排便。

9. 心理因素。

坦白讲，与其说便秘是孩子的心理问题，不如说是家长的心理问题。有的家长已经让孩子便秘这个事把自己折磨"疯"了。每5分钟问一次孩子想不想拉臭臭，每10分钟让孩子去蹲一次便盆。排出来了欣喜若狂，排不出来紧锁眉头甚至恐吓威胁。你们想过此时孩子的心理阴影吗？你考试的时候有没有越紧张越答不出来的情况？没错，孩子大便也是如此。排便，就是一件需要在安静轻松的氛围中才能顺利进行的事。

便秘后的处理方法

便秘是儿童时期常见的问题，遇到便秘情况家长要尽早干预，这样可以积极地预防很多并发症的发生，如肛裂、痔疮，甚至大便失禁等。除了以上的预防措施，如果孩子已经发生了较严重的便秘，必要时药物的辅助措施也不能少。常用的辅助药物有以下几种：

乳果糖、聚乙二醇：美国儿科学会建议，儿童严重便秘时，可以在医生的指导下使用软便剂，如乳果糖、聚乙二醇等。这类药物属于渗透压型软便剂，虽然比较安全且几乎不被人体吸收，但仍然建议在医生的指导下使用。对鸡蛋、牛奶等过敏的宝宝不适合服用这类药物，而且一旦发生腹胀等不耐受情况要及时停药。

开塞露：此药通常用来协助较干硬大便的排出。已经发生的便秘，可以偶尔使用此方法，但是不建议常规使用。因为它不但容易产生依赖性，还对直肠有刺激性。

关于便秘的误区

家长们常听信的用香蕉、苹果、蜂蜜来应对便秘都是伪科学。尤其是香蕉和苹果，过量食用反而会加重便秘。国际主流观点也并不认可用益生菌治疗便秘的方式，效果有待观望。有的家长听说喝果汁能治疗便秘，其实果汁中的膳食纤维不如水果，而且果汁容易在不知不觉中摄入过多，其中的糖分对孩子的牙齿以及其他方面都是无益的。1 岁以下的儿童更是不建议饮用果汁，关于这点美国儿科学会在 2017 年的时候还专门发布了声明。

常见的可预防便秘的高纤维食物：无花果、桃子、西梅、草莓、茄子、芹菜、豆类、西蓝花、玉米、燕麦、酸奶等。

便秘需要避开大量食用的食物：香蕉、苹果、奶酪、精米白面制品、土豆、胡萝卜等。

很多来咨询孩子便秘问题的妈妈内心都是焦虑的，这让我仿佛看到了当年的自己。因此更多的时候，我给予妈妈们的并不是药物方面的帮助，而是心理上的支持。聊过之后，她们也都承认是自己过于焦虑了，调整好心态之后，绝大部分的回访结果都是让人满意的。

至于丁丁的便秘是怎么好的，这事儿说起来也奇怪。自从他 4 岁半开始学钢琴，家人对他排便的注意力和兴趣骤减，然后小家伙每次练琴之前的固定节目就是：等等，我先去拉个臭臭！

就这样，便秘神奇地好了！皆大欢喜！

案例来了 男孩儿，1岁半，近半个月持续便秘，排便的时候特别费力，有时候排完便肛门都出血了。饭吃得挺好的，但是孩子不是特别爱吃菜。水果吃得挺多，香蕉、苹果都有给他吃，尤其爱喝果汁。每天因为他排便的事家里特别着急，有什么好办法吗？

药师解答： 先说一下可以缓解孩子目前症状的办法。首先，如果排便费力，或者好几天不排便，可以偶尔使用一次开塞露辅助排便。但这只适合缓解燃眉之急，不适合长期使用。其次，可以考虑给孩子去药店购买乳果糖服用，这个成分的药物安全性好，有软化大便的作用。可以服用一段时间，帮助孩子来缓解便秘症状。最后，孩子大便之前可以在其肛门处涂抹少量食用油，尽量减少肛裂的风险。

以上办法都属于治标不治本，所以一般孩子发生便秘，在推荐采用如上"治标"的办法之外，我还会建议家长在生活中各个方面仔细寻求改善的办法，争取"标本同治"，这样才能从根本上解决问题。

便秘的问题，饮食是改善缓解的主要途径。要多给孩子摄入粗纤维食物，蔬菜不爱吃，可以想办法变换菜式和口味，如做成菜粥、煎蔬菜饼或者包成馅儿等。香蕉和苹果这两种水果有可能会加重便秘，应减少食用。果汁中的纤维素含量很低，糖分还高，喝多了对孩子的生长发育并无益处。

培养孩子固定排便的习惯，可以在早饭后半小时到1小时让孩子固定蹲便盆5分钟左右，耐心鼓励，不要强迫。

适当运动，可以促进孩子的食欲和增加胃肠道蠕动，所以家长应鼓励孩子动起来。此外，还可以给孩子购买一些促进排便训练的绘本。

总之，家长不要过于焦虑，仔细寻找可能改善的缓解办法。家长淡定了，孩子才能更加从容地去面对并且解决便秘问题。

让人恨之入骨的蚊子

我生活在北方，每年都有半年的时间要交取暖费。也就是说，我们一年满打满算也就有半年的时间可以出去"溜娃"。悲催的是，其中还有那么几个月，要和我最痛恨的蚊子做斗争。

知己知彼，才能打好有准备的仗。蚊虫都喜欢什么样的人？蚊虫定位目标，主要根据呼吸释放的二氧化碳、机体释放的热量，以及皮肤和汗液释放的乳酸、丙酮、辛烯醇等物质。目前没有研究数据证明人类的血型对蚊虫有着特殊的吸引力，虽然普遍认为 O 型血的人在蚊虫世界里更具有"魅力"。

另外，蚊虫喜欢出没在黄昏时分，因为它们的视觉系统在昏暗的环境中适应性较好。而且蚊虫喜欢生活在水边或者杂草丛生的地方。

药师小提醒
TIPS

最基本的蚊虫应对办法

一、减少出汗的频率（开空调等）和及时清理汗液（洗澡等），可以有效地减少蚊虫对人的注意。

二、尽量避免傍晚黄昏的时候出行，也可以选择颜色较浅的衣物来适当躲避蚊虫的注意。

三、尽量避免在草地、水边、洼地等蚊虫大量繁殖的地区停留。

四、选择长衣长裤，当然，最有效的方式还包括安装纱窗和蚊帐。

看到这里，读者朋友们恐怕要跳脚了：你这也太消极抵抗了吧，大好季节，什么也不能阻挡我们带孩子出去野游的一颗心！现在的驱蚊产品这么多，难不成还怕了它们？可是，琳琅满目的驱蚊虫产品，你选对了吗？

目前市面上常用的驱蚊产品（不包括灭蚊产品）主要有这样几种成分：避蚊胺（DEET）、驱蚊酯（BAAPE/IR3535）、埃卡瑞丁（派卡瑞丁，Picaridin/Icaridin）、柠檬桉叶油（Oil of lemon eucalyptus）。需要提醒的是，选择的时候，不光要看成分，还要额外注意浓度。

任何驱蚊剂都不能用于 2 个月以下的婴儿。想一想，2 个月以下的宝宝出门机会也不多，在家里做好防蚊措施即可。而柠檬桉类成分的产品，3 岁以下的孩子都是不推荐使用的。

避蚊胺是目前使用时间最长、研究最充分、最有效的驱蚊成分，浓度从5% 到 100% 都有。其次是驱蚊酯，在低浓度时二者的功效基本可以等同。虽然埃卡瑞丁被认为比避蚊胺更加安全、低毒，对皮肤的刺激也较小，但是这是在高浓度对比下的结果。相比之下，我更喜欢选择已经使用了好几十年的避蚊胺。就像药品一样，都有不良反应，但是研究最充分、使用年头最久的，安全系数总会更大一些。

按照美国儿科学会的建议，我简单总结一下：儿童可使用避蚊胺含量30%以下（有效驱蚊时间 8 ～ 10 小时）、埃卡瑞丁含量 5%～ 10%（有效驱蚊时间8 小时左右）或者驱蚊酯含量 20% 以下（有效驱蚊时间 4 ～ 8 小时）的产品，且 2 个月到 2 岁的儿童一天内使用不宜超过 1 次，2 岁以上儿童一天内使用不宜超过 3 次。

额外提醒一下，以上驱蚊产品都是用来预防蚊虫叮咬的，家长可以在出门之前将其喷到孩子衣服表面以及外露的皮肤上。很多妈妈在发现孩子已经被蚊虫叮咬之后，将驱蚊剂喷在有包的地方，但这么做不仅起不到消肿的效果，红肿甚至破损的皮肤对驱蚊剂的吸收率还会更高，不利于孩子的健康。

药师小提醒
TIPS

给家长的驱蚊产品选择建议

一、不要选择成分过于复杂的产品，成分越复杂，孩子承担的风险越大。

二、使用时要避开关键部位，如口腔、眼睛、耳朵和手等。

三、尽量不要和防晒产品一起使用。有些防晒成分和驱蚊成分同时使用会增加皮肤的吸收性，进而增加毒性。

四、根据在户外的时间长短选择合适浓度和成分的驱蚊产品。如果外出时间是 1 小时左右，可以选用一些浓度较低的驱蚊产品（7% 左右）。

五、若选择海淘驱蚊产品，请务必仔细阅读说明书，确认有效成分和浓度后再给孩子使用。尤其要注意有些是灭蚊用品，如成分为拟除虫菊酯类的杀虫喷雾，不能直接涂抹在皮肤上。

六、天然成分并不代表无毒无害，这个问题已经解释过多次了。

七、各类手环、香囊、驱蚊贴等，有效性与驱蚊剂相比肯定是大打折扣的。如果是大品牌，质量还有保障，那些杂七杂八的牌子用着不放心，没有必要花这钱。

孩子被蚊虫叮咬了该怎么办

第一，发现孩子皮肤上有虫类，尽量不要拍打，以免有些倒刺插入皮肤中引起感染，及时抖掉最好。如果发现有针刺等残留在皮肤里，可以尝试用医用胶布粘出，必要时去医院寻求帮助。

第二，被叮咬之后，可以局部涂抹肥皂水，也可以局部冷敷，来缓解红肿的症状。每 2 ～ 3 小时冷敷一次，每次 10 ～ 15 分钟。

第三，如果孩子痒得厉害，可以局部涂抹炉甘石洗剂，这个成分几乎不会被皮肤吸收，很安全。但是如果皮肤表面有破损，则应尽量避免使用它，以防加重感染。花露水之类的产品驱蚊效果一般，虽然可以止痒，可是味道实在过于刺鼻，对于有些过敏性鼻炎患者来说简直是"秒杀"，所以相比之下还是更推荐炉甘石洗剂。

第四，勤给孩子剪手指甲，避免抓破皮肤引起感染。一旦感染了，可以外用抗感染药膏，比如莫匹罗星等。皮肤表面有破损又很痒，没有办法外用炉甘石止痒的时候，可以口服二代抗组胺药来止痒，比如西替利嗪滴剂（6 个月以上可用）或者氯雷他定糖浆（2 岁以上可用）。过敏体质的孩子如果被蚊虫叮咬，症状往往会比一般孩子严重得多，这种情况也可以服用此类药物来缓解症状。

第五，冷敷之后，如果红肿依然严重，可以外用激素类药膏来缓解。儿童可以安全选择的常用激素类药膏有 0.05% 的地奈德乳膏（力言卓）或者 0.1% 的丁酸氢化可的松乳膏（尤卓尔）等。

不知道家长们有没有听说过"糟糕的 2 岁"这个说法。1 ～ 3 岁的宝宝可能在疾病上不会让家长过于操心，可是依然免不了在其他方面带来更多的"糟糕"情绪。

他们希望自己被当作一个独立的个体来对待，这是孩子从嗷嗷待哺的小婴儿走向成熟个体的一个重要标志。

他们可以理解更多的词汇，可以懂得更多的事情。随着对周围环境越来越熟悉，他们想证明自己的念头也越来越明显。

他们更多希望事情是由自己来独立完成的，自己穿衣服、自己吃饭、自己喝水、自己上厕所。

…… ……

有的时候，正是因为这种盲目的自信，他们往往会做出一些自己力所不能及的事情，然后把家里搞得一团糟。这时候家庭矛盾的主题就变成了孩子日益增长的动手能力和妈妈收拾房间越来越力不从心以至崩溃的心理之间的矛盾，战争往往会一触即发！这时候你也许会在心里想，赶快去幼儿园吧！可是真正等到孩子上幼儿园的那天，你自己却先哭得像个泪人儿一般。可能，这就是母爱吧。

05

幼儿园，孩子迎来崭新的人生阶段

进入幼儿园，孩子步入一个崭新的环境。各种
传染性疾病成为妈妈们的关注焦点，如手足口
病和疱疹性咽峡炎、轮状病毒感染、流感等。
另外，过敏性鼻炎也是此时期需要着重关注的
一个问题。

　　许多妈妈对于孩子上幼儿园这件事是既盼望又担心：盼望的是孩子即将迎来人生的一个崭新阶段；担心的事情则更多，比如孩子在幼儿园会不会被欺负，会不会吃不饱，会不会被老师训，等等。当然，除了这些之外，妈妈们最为担心的事还是生病。

　　孩子刚上幼儿园，的确容易生病。相对来说，家里的菌群比较单一，家长照顾得也会更为细致，而幼儿园相当于一个小社会，每个孩子都有可能携带不同的细菌和病毒。尤其到了传染性疾病高发的季节，一个孩子生病了，全班都病倒的现象特别常见。家长要从自己做起，一旦孩子出现疾病的征兆，就主动向老师请假，观察并备案，这是对自己孩子负责，也是对其他小朋友负责的表现。

　　下面，我就先从常见的传染性疾病讲起。

不得不留心的手足口病和疱疹性咽峡炎

　　每年的4～6月是手足口病和疱疹性咽峡炎的高发季节。此时恰逢开学季，这让很多妈妈都焦虑不已。我的一个朋友听说隔壁班的一个小朋友查出了手足口病，立刻请假把孩子接回家了，还说这两个月都不打算送孩子去幼儿园了，躲过发病高峰期再说。我笑着问她："至于吗？"她回答："怎么不至于？手足口病！多恐怖啊！没有什么比孩子的健康更重要了。"

　　人们对一件事情的恐惧，源于不了解。当我们了解了情况、知道该怎么面对之后，就会淡定很多。因此，我想把这份淡定也带给读者朋友们。手足口病并不可怕，因为它是可防、可控、可治的。手足口病和疱疹性咽峡炎的发病过程和处理办法类似，所以我会在这一节把这两种病好好科普一下。为了让大家更好地理解这两种疾病，我先从一个咨询案例写起。

Q&A 案例来了　男宝宝4岁，昨天早上手上、嘴里开始有疱疹，不发热，精神状态还可以。幼儿园老师晨检的时候发现的，让回家休息，彻底好了之后再隔离半个月，才可以去幼儿园，请问用隔离这么久吗？去医院医生给开了开喉剑喷雾、抗病毒口服液。请问这两种药能用吗？另外，家里还有个2岁的小宝，需要隔离吗？该怎么预防、隔离？

药师解答：很多家长也许会问，这和我家孩子开的药一样啊，到底能不能吃？这里明确告诉家长，不需要吃。至于为什么不需要吃，或者说其他医生开了其他的药，要不要给孩子吃？为了孩子，不仅要知其然，还要知其所以然，所以请大家继续看下面的内容。

发病机制和传播途径

手足口病和疱疹性咽峡炎通常发生在春季和秋季，是由柯萨奇病毒以及多种肠道病毒引起的，大多数病例是小于 5 岁的儿童。柯萨奇病毒 A16 和肠道病毒 A71（也叫 EV71）是引起这两类疾病最常见的病毒。这些病毒从口腔或者鼻腔进入孩子体内，并引起感染，然后通过口腔或鼻腔分泌物、呼吸道飞沫、大便，以及破溃的疱疹液传播给他人。

病毒的潜伏期通常是 3 ～ 5 天，被感染的孩子发病后将会成为新一波的传染源。生病之后第一周的传播感染可能性最大，但症状消退后，病毒还可以在孩子体内存活数周甚至数月。比如大便中的病毒可以潜伏 6 周甚至数月，但口咽部排出的病毒持续时间通常不超过 4 周。也就是说，案例里幼儿园老师让孩子康复之后再隔离 2 周一点也不夸张，这也是医生实际推荐的隔离时间。

如何从症状上判断孩子是否得病

如果孩子的手、脚、口或者臀部起了疹子，那多半就是手足口病了。身上的皮疹特征可以用"四个不"来形容：不痛、不痒、不结痂、不留疤。但也有的时候只有口腔黏膜疹，没有其他部位的皮疹，这种情况判断起来就相对困难一些。疱疹性咽峡炎发病时最初是丘疹，大多在咽喉处，然后 24 小时之内形成囊泡，再过 24 小时囊泡破裂，形成溃疡面。

手足口病患儿有的不发热，即使发热，大多数也是低热，一般都低于 38.3℃。当然也有高热的情况，这时候要警惕重症手足口病的发生。疱疹性咽峡炎患儿则会突发高热，通常是 38 ～ 40℃，最高可达到 40.2℃。

手足口病患儿身上的疹子一般不会痛，但是口腔里的一般会有痛感。疱疹性咽峡炎这点是相同的，小一点的孩子不会说话，主要表现为厌食、呕吐、哭闹等。大一点的孩子可能会主动说喉咙痛、咽不下东西、头痛、肚子痛等。

发病过程

从疾病的持续时间来看，手足口病从发病开始，7～10天内可以完全康复。疱疹性咽峡炎2天左右退热，咽部的疱疹在5～6天内可以完全康复。一般情况下，孩子在丘疹期和疱疹期疼痛症状不明显，精神状态也还可以。等疱疹破溃形成溃疡之后，疼痛感会忽然明显，这时候孩子会哭闹、拒食、精神状态不好。很多家长会以为这是疾病严重的表现，这个阶段也是各种药物最容易被滥用的阶段。其实大多数时候，家长做好居家护理，耐心等待一下，溃疡面愈合之后一切都会自然而然地恢复。

当然，不是所有情况都可以耐心等待，比如发生重症手足口病的时候，家长要及时带孩子去就医。重症手足口病大多由EV71病毒引起，具体的鉴别方式我会在后文中介绍。疱疹性咽峡炎虽然是一种良性的疾病，并发症和重症非常少见，但因为发病部位是食物进入人体的重要"关卡"，所以要警惕拒食拒水的孩子发生脱水的风险。

手足口病的疹子通常位于上牙膛前部，最常见于舌部和左右脸颊内侧的黏膜处，比较少出现在嘴唇和牙龈的沟处或者硬腭上，偶尔出现在小舌头（悬雍垂）、嘴唇和扁桃体上。疱疹性咽峡炎的疱疹多发生在腭舌弓、软腭、扁桃体和小舌头那里，在很少见的情况下也会发生在舌头、硬腭和脸颊内侧的黏膜处。

不建议使用的药物

不管是手足口病，还是疱疹性咽峡炎，都属于自愈性疾病。事实上，到目前为止也没有确切有效的、可以对抗这两种病毒的抗病毒药物。看到这里家长朋友们可能就明白了，前面那个案例中说的开喉剑喷雾、抗病毒口服液并没有实际意义，所以药师不建议给孩子用。

前面写了在这两种病的发病过程中，孩子都有可能会面临一段口腔溃疡期。嘴巴疼，自然就会拒食拒水。很多家长就纳闷了，孩子热都退了，怎么反而不吃不喝了呢？一定是病情越来越严重了。于是各种抗病毒药，包括抗病毒的喷雾就会登场，其中最容易出现的就是利巴韦林喷雾。

写到这里我要插入另一个咨询案例。孩子得了手足口病，医生给开了利巴韦林喷雾。细心的妈妈想试试医生开的这个药物是什么味道，刺激性大不大，于是给孩子用之前自己先喷了一下。稍后她发现自己意外怀了二胎，虽然只是喷了一下，但是达到治疗剂量1%的利巴韦林就有致畸的风险，所以她自然也不能排除这个可能。一次无心之失，结果搞得全家无比纠结。

这是一个题外话，就是给家长们提个醒，务必谨慎使用各类药物。此外，口服利巴韦林就更加不推荐了，虽然此药声称有抗病毒的效果，但是目前循证研究认为，口服制剂可用于联合治疗成人丙型肝炎，雾化制剂仅适用于呼吸道合胞病毒引起的重症下呼吸道感染，注射剂可用于治疗儿童出血热。孩子的日常疾病中几乎没有利巴韦林的用武之地。

另外，手足口病和疱疹性咽峡炎都是由病毒引起的，头孢、阿莫西林、阿奇霉素等抗生素对病毒是无效的。而且抗生素的滥用给孩子带来的潜在危害同样不小，所以只有考虑合并细菌感染的时候，才需要使用抗生素。

应对措施

写了这么多不能用的，难道孩子生病就只能硬扛吗？那倒不是。与所有自愈性的疾病处理方案类似，这两种病也要对症治疗。比如孩子发热，尤其是患疱疹性咽峡炎时发热的温度往往很高，家长就可以给孩子服用退热药物。

3个月以上的孩子可以使用对乙酰氨基酚，6个月以上的孩子可以使用布洛芬。腋温超过38.5℃就可以考虑给孩子使用了，但这个温度仅供参考，如果孩子没到38.5℃但是精神状态不好，也可以考虑使用退热药。

另外，如果孩子处在脱水状态下，使用退热药物时要慎重，因为吃了退热药之后容易大量出汗，会加重脱水的风险。因此，使用退热药期间要注意给孩子补充水分，防止脱水。布洛芬的退热效果和维持时间更好，但出汗的效果也更强。家长要根据孩子的实际情况选择合适的退热药。

手足口病和疱疹性咽峡炎让孩子比较遭罪的症状都是疼！疼痛会导致孩子拒食拒水，甚至哭闹不止。因此，当孩子疼得厉害的时候，即便没有发热，也可以考虑吃一些退热药。退热药其实严格上来说叫作解热镇痛药，既有解热的作用，也有镇痛的作用。小一点的孩子不会喊疼，但是确诊了之后如果拒食拒水，也可以考虑给孩子吃解热镇痛药。服用方法与发热时一致，使用时同样也要警惕脱水的风险。

很多家长会纳闷，脱水不是腹泻、呕吐时最容易发生的情况吗？其实这是手足口病和疱疹性咽峡炎容易被忽略的一个潜在危险。孩子发热时，身体水分流失的速度会加快，再加上拒食拒水，就很容易脱水。很多时候家长发现孩子蔫蔫的，其实不一定是因为发热或者喉咙痛，很有可能是因为脱水。孩子有脱水风险的情况，建议及时补充电解质，比如常用的口服补液盐Ⅲ，严重的脱水要及时去医院输液、补液。

护理措施

当孩子确诊为手足口病或者疱疹性咽峡炎，要立即告知幼儿园或者学校老师，让老师做好防控工作。然后在家老老实实地隔离 2 周，这期间不要带孩子去公共场所，一方面可以避免传染给其他人，另一方面孩子在恢复阶段抵抗能力较弱，要避免交叉感染。

孩子生病期间，要保证摄入充足的液体，以免发生脱水。孩子的饮食要清淡无刺激，尽量好吞咽一些，鸡蛋糕、布丁等类似的食物是比较容易接受的。不论是液体还是食物，都可以凉一些再给孩子吃，较热的食物会让孩子的疼痛感加剧，从而进一步拒食。凉的食物可以麻痹疼痛，这时候冰棒和冰激凌等就可以拿出来给孩子吃了，但前提是孩子以前接触过这类食物而且没有异常反应。否则要是引发过敏、腹泻等症状，那可就是"屋漏偏逢连夜雨"了！同时还要注意一些其他常见措施，如勤洗手、室内勤通风等。

消毒措施

除了护理措施，家里还要做好消毒工作，尤其是像本节开头那个案例中提到的家里有两个宝宝的情况，就更加要做好消毒工作。

患儿的尿布、排泄物、分泌物、衣物等都要进行隔离处理。负责接触和处理的家长要按照正确的方法洗手、消毒，也可以考虑戴手套。

患儿的日常用品如玩具、学习用品等，以及经常会接触到的家具、门把手等都需要用含有效氯 500 毫克 / 升的消毒剂擦拭。

患儿的衣物、床单、被罩等需要单独清洗，用 70℃以上的热水至少浸泡 30 分钟。一般的消毒剂，如 75% 的酒精和 5% 的来苏儿，不能将肠道病毒灭活。被呕吐物或者大便等污染的地面可以用含有效氯 500 毫克 / 升的消毒剂拖地。

患儿的奶瓶、奶嘴等要充分地清洗，并煮沸 20 分钟备用，其他的餐具也要及时消毒，并与家人的分开放置。

什么时候需要立即就医

做好护理和消毒措施之后，剩下的就是耐心地等待与观察了。绝大部分的手足口病和疱疹性咽峡炎可以自行康复，但也不排除少数重症病例稍后会出现其他的并发症，所以发病期间要密切观察孩子的状态。相比于疱疹性咽峡炎，手足口病的重症病例较为常见。当手足口病宝宝出现以下情况的时候就需要及时就医：

第一，孩子持续高热，腋温高于 39℃，常规的退热方法效果不佳，或者高热持续超过 48 小时。

第二，孩子出现神经系统异常，如精神萎靡、嗜睡、呕吐、头痛、易惊、情绪激动或烦躁不安等。

第三，孩子出现呼吸异常，如在安静状态、体温正常的情况下呼吸增快等。具体来说就是，5 岁以上孩子的呼吸频率大于 30 次 / 分，1 ～ 5 岁孩子大于 40 次 / 分，2 ～ 12 月龄的孩子大于 50 次 / 分。如果孩子持续或反复出现呼吸增快或困难，就需要及时就医。

第四，孩子出现循环功能障碍，如出冷汗、手脚冰冷、心率增快（每分钟大于 120 次）或减慢（每分钟小于 50 次）等。

第五，脱水，通常表现为孩子哭的时候没有眼泪、皮肤弹性差、尿量减少等。孩子精神状态萎靡的时候要警惕脱水的发生，必要时要及时就医。

家长要密切关注孩子是否符合上述特点，尤其是 3 岁以下的宝宝。在发病的 5 天之内，都要提高警惕。

疱疹性咽峡炎的重症并发症比较少见，几乎只有由 EV71 病毒引起的时候才会发生。因此，如果孩子出现与由 EV71 病毒引起的重症手足口病一样的情况，如昏睡、萎靡，甚至神志不清、呼吸频率增快等严重症状时，也要考虑及时带孩子去医院就医。

预防

最基本的是卫生防护措施，如室内勤通风、勤洗手等。洗手不要随便，要教孩子学会六步洗手法。这个关键步骤操作好了，可以从源头上帮助孩子阻止很多种传染性疾病的发生。

二胎家庭的防护措施需要加倍。虽然大人很少会感染手足口病和疱疹性咽峡炎，但是无形中可能会成为病毒的携带者。就像前文那个案例中写到的，如果家长仅仅是把大宝和二宝隔离，但是自己并没有做好卫生防护，照顾完大宝再去接触二宝，就很可能把病毒带给二宝。因此，家长要做好自身的防护工作，为了自己的健康，也为了不做病毒的搬运工。此外，还要妥善处理好大宝的分泌物和排泄物。之前提到过，手足口病患儿大便中的病毒可以存活 6 周甚至数月，但好在从口咽部排出的病毒的存活时间通常不超过 4 周，所以一般建议生病后至少隔离 2 周。

手足口病疫苗

我国自主研发的用来预防 EV71 病毒的疫苗，对 EV71 引起的重症手足口病可以达到 90% 的保护效果。接种年龄为 6 个月到 5 岁，不同厂家的产品对接种年龄的要求不一样。这种疫苗需要接种两针，中间间隔 1 个月，接种后 2 年内保护能力都很强。这里所说的"2 年内保护能力强"并不是说疫苗超过 2 年就无效，而是因为它上市时间短，最长的有效时间目前还没有明确的研究结论。

有的家长会问，得过手足口病的孩子还需要接种疫苗吗？由于手足口病可由多种肠道病毒感染引起，不同病毒型别之间的交叉保护较弱，所以接种 EV71 型灭活疫苗仅可预防由 EV71 感染所致的重症手足口病，不能预防其他病毒感染所致的手足口病。如果孩子曾患过手足口病，但未明确是否由 EV71 感染所致，在不超过限定年龄的情况下，接种疫苗的意义还是很大的。

药师小提醒
TIPS

哪些孩子不能接种 EV71 疫苗？

一、患有血小板减少症或出血性疾病者，肌内注射本疫苗可能会引起注射部位出血。

二、对有慢性免疫功能缺陷的患者而言，即使基础疾病可能使其免疫应答受限，也推荐接种该疫苗。只不过，正在接受免疫抑制剂治疗或免疫功能缺陷者，接种本疫苗后产生的免疫应答可能会减弱。因此，疫苗接种应推迟到治疗结束后，以确保其得到了很好的保护。

三、未控制的癫痫患儿和其他进行性神经系统疾病（如格林巴利综合征等）患儿，应慎重考虑是否接种该疫苗。

四、已知对 EV71 疫苗中任何一种成分过敏者，发热、急性疾病期患者，以及慢性疾病急性发作者均不得接种该疫苗。

此外，接种 EV71 疫苗后，若要接种其他疫苗，最好间隔 2～4 周。若要接种人免疫球蛋白，间隔时间要大于 1 个月。

总结一下本节内容，手足口病和疱疹性咽峡炎并不可怕，大多可以自行康复。药物使用要谨慎，缓解症状是关键，发现严重情况及时就医。预防做好了，才能有备无患。最后，按时接种疫苗，孩子少遭罪，家长更舒心。

好不容易长了三斤秤，一朝轮状病毒毁所有

丁丁3岁那年的冬天，姥姥、姥爷带着他去三亚住了3个月。那边阳光好，空气好，蔬菜、水果、海鲜应有尽有。小家伙之前很少有连续2个月不生病的，去三亚的那3个月居然风平浪静，而且身高长了2厘米，体重长了3斤。再回到哈尔滨的时候，姥姥相当自豪，成天看着自己的"成绩"沾沾自喜。可惜好景不长，回来后没多久，丁丁就感染了轮状病毒。他又拉又吐的同时，体重以每天1斤半的速度下降，也就2天时间，姥姥3个月的"战绩"就打了水漂儿。等到孩子康复之后，体重整整掉了5斤。鉴于这次惨痛的教训，后来我积极地带当当接种了轮状病毒疫苗。

据不完全统计，全球每年会有超过20亿次急性胃肠炎病例，有190万名5岁以下的儿童死于腹泻，而且主要发生在发展中国家，5岁以下儿童平均每年会发生3次急性腹泻。儿童急性胃肠炎以病毒性感染居多，除了轮状病毒之外，导致腹泻的常见病毒还有诸如病毒等。不管引起孩子急性胃肠炎的病毒具体是哪种，总体的应对措施都大同小异。接下来我以轮状病毒为例，来告诉家长们大多数的急性胃肠炎都该如何应对。

什么是轮状病毒感染

发热、呕吐、腹泻是急性胃肠炎最常见的症状，但产生这些症状的根源是轮状病毒。症状的发作往往很突然，最开始可能是呕吐，稍后会出现腹泻的症状。大便一般都是水样的，排到马桶里像蛋花汤一样，就是我们常说的蛋花样

大便。腹泻的次数少则每天三四次，多则十几次。

感染轮状病毒的宝宝大多有发热症状，而且一般是高热，其他的病毒感染症状也类似。整个发病过程持续 5 ~ 7 天。如果家长想确定孩子到底是不是病毒感染，或者到底是不是轮状病毒感染，可以收集宝宝的大便，拿去医院给医生化验一下。大多数的医疗机构都可以进行这类检测。

收集大便的时候不可以用尿不湿，因为尿不湿的吸附能力过强，会让检测的结果产生误差。最好用干净的塑料或者玻璃容器，一次性保鲜膜也是个不错的选择。要在排便后 1 ~ 2 小时之内送到医院，以免时间过长大便变质。

包括轮状病毒在内的大多数病毒性急性胃肠炎都是自愈性的，没有特别有针对性的抗病毒药物可以使用。因此，不建议给孩子服用任何声称有抗病毒效果的药物，包括利巴韦林、干扰素、阿糖腺苷等，也不建议给孩子服用任何中药。中药大多味道不好，并且可能对胃肠道有刺激作用，本来就恶心、呕吐的孩子吃了中药之后也许会吐得更厉害。在孩子不愿意吃饭和喝水的情况下，即便是吃中药恐怕也只能靠硬灌。在轮状病毒感染期间，孩子本来就浑身乏力，需要休息，折腾一圈下来，不但没什么效果，孩子遭罪，大人也心疼。

其实，轮状病毒感染和其他所有自愈性疾病的处理措施是相同的，那就是对症治疗。孩子有什么样的症状，我们就采取相应的药物或者护理措施，让孩子舒舒服服地度过整个病程就可以了。

发热

发热是很多病毒性疾病的主要症状。严格来说，发热本身并不能算作一件坏事，因为它是人体的免疫系统正在和病毒作战的体现。在作战的过程中，孩子的免疫系统得到了锻炼。说白了，孩子生病的过程也是免疫系统逐渐成熟并且完善的过程。这也是专业人士不建议一发热就给孩子吃退热药的主要原因。

通常建议使用退热药的时间参考是腋温 38.5℃，但越来越多的证据表明，这个温度节点也仅仅是作为参考而已，并不能作为判断是否给孩子使用退热药物的绝对指标。如果孩子状态不好，哪怕没超过 38.5℃，也要考虑给孩子使用退热药物；如果孩子状态好，精神头不错，即使超过了 38.5℃，也可以再观察看看。感染轮状病毒的孩子大多数精神状态不好，所以家长不必死守着 38.5℃ 这条线。

孩子在患急性胃肠炎期间，退热药物一般首选对乙酰氨基酚，次选布洛芬。对乙酰氨基酚可以用于 3 个月以上的孩子，布洛芬可以用于 6 个月以上的孩子。推荐首选对乙酰氨基酚的原因有两个：第一，布洛芬对胃肠道有一定的刺激作用，本身恶心呕吐的孩子使用布洛芬有加重症状的风险。吃进去的药物如果被吐出来，补服也很麻烦。第二，布洛芬的退热效果比较迅速，退热的过程可能会伴随着大量出汗。急性胃肠炎期间的宝宝本身就面临着脱水风险，大量出汗会加重这种风险。

但是，如果使用对乙酰氨基酚退热效果不佳，也可以考虑换成布洛芬。毕竟单纯从退热的效果来看，布洛芬是优于对乙酰氨基酚的。

孩子患急性胃肠炎期间，不建议使用退热栓来退热。孩子腹泻发作频繁，会影响药物的吸收和使用，退热栓本身对直肠有刺激作用，也会导致腹泻症状的加重。口服退热药也要注意不要在孩子刚喝过水或者刚吃过食物后喂药，这样会增加孩子把药吐出来的风险。

恶心呕吐

急性胃肠炎期间的呕吐症状通常不会持续太久，考虑到常用止吐药物的不良反应风险，因此通常不建议使用止吐药物。孩子这段时间的胃口会受到较大影响，所以不要强迫其进食，否则很可能会导致呕吐的症状加剧。根据孩子的食欲，家长尽量提供一些营养丰富、他能够接受的食物就可以了。如果孩子呕吐的症状十分剧烈，要及时带他去医院就医，在医生的指导下可以考虑偶尔使用止吐药物，如昂丹司琼等。止吐药物大多属于处方药物，不适合自行在家决定使用。

腹泻

腹泻本身其实并不可怕，某种程度上来讲还算是一件好事，是消化道排出毒素的一种方式。但如果腹泻严重了，就会导致体内的电解质紊乱以及酸碱失衡，也就是常说的脱水。脱水是急性胃肠炎最常见，也是最严重的并发症之一。

如果是 6 个月以内的母乳喂养宝宝，妈妈可以多给孩子吃一些母乳来预防脱水。母乳是最适合孩子消化道的食物，有助于急性胃肠炎的康复。6 个月以上的宝宝可以在正常饮奶量和饮食量的基础上多摄入一些水分，并在必要时口服补液。

1. 口服补液盐Ⅲ。

《世界卫生组织腹泻治疗指南》明确指出：口服补液盐可安全、有效地治疗 90% 以上的急性腹泻导致的脱水。

市面上常见的口服补液盐有三种类型，分别是口服补液盐Ⅰ、口服补液盐Ⅱ和口服补液盐Ⅲ。这三种补液盐是世界卫生组织先后推出的标准浓度，随着研究的不断深入，越往后推出的产品越完善。很多人误以为口服补液盐Ⅲ是儿童型的，而口服补液盐Ⅰ和口服补液盐Ⅱ是成人型的。其实并非如此，成年人腹泻也是首选口服补液盐Ⅲ，只是在服用剂量上略有差别。市场上，口服补液盐Ⅰ和口服补液盐Ⅱ正在逐步被淘汰，目前主打的型号就是口服补液盐Ⅲ。

偶尔会有妈妈反馈买不到口服补液盐Ⅲ，反而买到了口服补液盐Ⅱ。可以给孩子喝吗？可以，但前提是一定要稀释，稀释的比例为 1∶1.5。举个例子，如果口服补液盐Ⅱ说明书写明一包粉末添加 500 毫升的水来稀释，那么家长就要添加 750 毫升的水。注意如果稍后能买到合适的口服补液盐Ⅲ，还是要及时换回来。

对于轻度或中度脱水的孩子，补液盐的量按照 50～75 毫升/千克来补充，并在 4 小时内补完。比如，孩子的体重是 10 千克，那么在前 4 小时就需要补充 500～750 毫升的补液盐，4 小时之后每次腹泻完也要补充。6 个月以内的宝宝每次腹泻后补充 50 毫升；6 个月至 2 岁的孩子，每次补充 100 毫升；2 岁至 10 岁的孩子，每次补充 150 毫升；10 岁以上的孩子，尽可能多补，直至腹泻停止。

家长千万不要小看了补液的过程，很多研究显示，及时给孩子补充口服补液盐Ⅲ，对于呕吐、腹泻症状的缓解以及缩短急性胃肠炎的病程都有实际意义。补充得及时，还能在很大程度上降低孩子稍后打点滴的可能性。

很多妈妈会抱怨，按照上面的剂量补充太难了，孩子本来就吐得厉害，根本不敢给他多喝。而且尝过的人都知道，口服补液盐实在太难喝了。确实，我给丁丁喂药的时候也是深有感触，那时候为了鼓励他喝药，我拿了两个杯子，他一杯，我一杯。我俩撞杯之后比赛谁喝得更多，最后他没喝进去多少，我喝得倒是快吐了。

补液并不是要一股脑地灌给孩子，而是可以每几分钟喂一次，每次5～10毫升，少喂勤喂。家长心中要有这样一个信念：只要多补充一些，孩子脱水的风险就少一分。至于具体能不能按照要求的剂量实际补充，不用过于纠结。相比于国产的口服补液盐，国外的口服补液盐设计得要人性化一些，会考虑到孩子的接受程度，将补液盐的口味多样化，橙子味、草莓味，甚至还有混合果味。这是我家每次出门旅行的必带药品之一，希望国内也能尽早出一些口感好的口服补液盐Ⅲ。

2. 补充益生菌。

对急性病毒性胃肠炎引起的腹泻有确切疗效的益生菌菌种有两种：布拉氏酵母菌和鼠李糖乳杆菌。有证据显示，这两种益生菌不仅能缩短大概一天左右的腹泻病程，而且可能对减少腹泻的次数有一定的帮助。其他的益生菌菌种相对证据就不那么充足了。不过如果这两种实在买不到，也可以短期尝试一下其他的菌种。益生菌几乎不被吸收，只是在肠道内起到调节肠道菌群的作用，整体的安全性比其他的药物要更高一些。

3. 补锌。

补锌不仅可以促进肠黏膜上皮细胞的修复、减少腹泻量和缩短腹泻病程，还可以减少2～3个月内再发生腹泻的风险。锌的补充推荐剂量为：6个月以上的儿童每天补充20毫克，疗程10～14天，可以分2～3次补充。6个月以内的儿童腹泻建议每天补充10毫克，但相关的研究并不充分，所以一般不推荐作为首选。在孩子本身饮用液体有限的情况下，还是要以满足饮奶量以及口服补液盐的量为主。

虽然各国的腹泻治疗指南都推荐补锌，但这实际操作起来却有困难。一方面，锌剂可能会产生胃部刺激症状，有呕吐症状的孩子不适合服用。另一方面，如果按照上面的推荐剂量以及国内现有的品种来看，锌剂补充的难度也较大。6个月以上的孩子每天补充20毫克元素锌，用市面上常见的葡萄糖酸锌口服液来换算，大概需要6支。这个剂量对于大孩子来说还好些，但如果是6个月的宝宝，每天服用6支药物很不现实。而且为了掩盖锌的不良口感，补锌剂里面往往会添加较多的糖分，糖分本身也有加重腹泻的风险，所以是否补锌要具体情况具体分析。不过，本身就缺锌的宝宝，在腹泻期间补锌的意义还是很大的。

4. 蒙脱石散。

蒙脱石散是一种天然矿物土，由于有很强的吸附能力，而且几乎不被吸收，所以是儿童用来止泻的首选药物。但近些年也有一些不同的声音出现，认为蒙脱石散用来给儿童止泻缺乏高质量的证据，而且不利于体内毒素的排出，有可能不利于孩子疾病的康复。各国的研究者也纷纷对蒙脱石散进行了深入研究，但是目前为止关于这种药物的是是非非仍然没有确定的结论。科学在发展，研究在进步，不只蒙脱石散面临这样的问题，很多其他的药物也是如此。有一些药物的使用完全不必过于纠结，比如蒙脱石散的安全性至少还是不错的。

我个人的意见是，孩子腹泻早期家长可以先观察一下。长时间频繁的腹泻发作的时候，可以酌情使用蒙脱石散。使用的时候要注意和其他药物，比如益生菌或者抗生素等，间隔2小时以上。因为它有吸附的作用，容易把其他的药物吸附在它的表面一并排出，这样其他的药物就没有办法很好地发挥疗效了。蒙脱石散和口服补液盐不冲突，口服补液盐还是可以随时补充的。

如何判断孩子是否脱水？下面的表5-1供大家参考。

表 5-1 脱水程度的判断标准

脱水程度	轻度	中度	重度
体重降低	<5%（2岁以下） <3%（2岁以上）	5%～9% 3%～6%	10%～15% 7%～9%
精神状态	正常	萎靡、嗜睡	嗜睡、昏迷
皮肤弹性	正常	差	很差
前囟、眼眶	正常或稍凹	凹陷	明显凹陷
肢端温度	正常	稍凉	凉
尿量	轻度减少	明显减少	无尿
脉搏	稍微增快	增快	明显增快
血压	正常	正常或稍低	降低

 药师小提醒
TIPS
需要及时就医的腹泻情况

一、胃肠炎怀疑与食物中毒有关。

二、发热超过 3 天仍然不能自主退热。

三、腹泻时间超过 1 周仍然不见缓解。

四、有中度、重度的脱水症状。

五、大便中有血丝、脓液。

六、孩子腹痛严重，哭闹不止。

大便中有白细胞，一定是细菌感染吗

很多妈妈会拿着孩子的大便化验结果来问我，孩子大便中的白细胞有加号，是不是代表着细菌感染？大便中有黏液，是不是也代表着细菌感染？答案是不一定。

如果大便中有肉眼可见的黏液、脓血，而且化验结果显示为白细胞或者红细胞增多，结合着发病过程来看，医生也初步判断可能是细菌感染，就可以考虑给孩子在医生的指导下服用抗生素。

大便常规偶尔可见一些白细胞或者红细胞并不能确定孩子就是细菌感染，病毒感染、乳糖不耐受同样也可以造成大便中白细胞或者红细胞的增多。因此，**单纯从一张化验单就判断孩子是否为细菌感染并不一定准确。**

做好消毒，以免全家上吐下泻

轮状病毒在成年人身上感染后症状通常并不明显，但是却特别容易传染给孩子。而且这种病毒的感染症状在成年人身上不明显不代表其他病毒也不明显，比如诺如病毒在成年人身上的发病症状就挺严重的。**不管是大人先发病，还是孩子先发病，必要的消毒措施还是要做好。**

孩子换尿布的地方要与就餐的地方严格分开。更换尿布之后要及时把废弃尿布扔到带有垃圾袋的垃圾桶里，最好用袋子密封后再丢弃。如果在更换尿布或者孩子排便的过程中，粪便不小心沾到家里的其他区域了，在及时清理后还需要使用含氯消毒剂（如 84 消毒液）进行擦洗。酒精对肠道病毒没有明显的杀灭作用，不建议使用。同时，呕吐物的处理措施也是一样的。等到孩子症状完全消失之后，最好在家观察 2 天，再恢复上幼儿园或者上学。

症状消失后的 1 周之内，不要带孩子去公共场所游泳、泡温泉，以免将病毒传播给他人。写到这里我忍不住要多说一下公共戏水措施的卫生问题。不能否认戏水类娱乐场所的确好玩，大人孩子都喜欢。但去之前一定要考察好这类场所的安全措施和消毒措施，即便这些都没问题，游人特别多的时候也最好不带或者少带孩子去玩。

水，尤其是温水，是各种细菌和病毒培育的温床。而且在成年人的皮肤表面，尤其是生殖器表面往往定植着很多细菌和病毒。很多妈妈在孩子生病咨询的时候都会提到之前曾经带孩子游过泳或者泡过温泉，这样的情况不得不引起我们的注意。

那么温泉就不能泡了吗？孩子也不能游泳了吗？倒也不是，如果能选择的话，尽量找人少的场所或者避开高峰时段。

另外，家人和生病的宝宝都应该按照六步洗手法勤洗手，生病孩子接触过的衣物要及时清洗并晾晒消毒。

轮状病毒疫苗

我国市面上之前流通的轮状病毒疫苗大多是国产疫苗，目前五价进口轮状病毒疫苗已经在国内上市。家长们可以根据自己的实际情况，选择适合孩子的疫苗来接种。不同厂家生产的疫苗建议接种的年龄段略有差异，具体以当地防疫部门的推荐为主。国产轮状病毒疫苗对于轮状病毒导致的严重急性胃肠炎的保护率为70%，虽然不能做到100%的保护，但研究显示，接种过疫苗的孩子即便发生轮状病毒感染，症状也会比没接种过的孩子更轻一些，总的来说它还是值得接种的。

还有，轮状病毒疫苗是口服的，味道还可以，至少当当没有过于排斥，听说不用打针，她就开开心心地喝了。

案例来了　4岁男孩，发热39℃一天，同时伴随呕吐、水样便、吃什么吐什么。去医院化验，大便中有1～2个白细胞，医生诊断为急性胃肠炎，并给开了头孢类的抗生素，同时用布洛芬降温。

药师解答：大多数儿童时期的急性胃肠炎都是可以自愈的，而且绝大部分都是由病毒引起的，比如我们非常常见的轮状病毒感染。虽说急性胃肠炎可以自愈，但我们也要额外注意预防一种非常凶险的并发症——脱水。与感冒一样，孩子在等待自愈的同时如果伴随着发热，需要酌情使用退热药物。胃肠炎期间如果拉吐严重，还要及时给孩子补充口服补液盐Ⅲ。

口服补液盐Ⅲ可以及时为孩子补充水分和电解质，以防脱水的发生。家长可以海淘一些口服补液盐，因为口感会更好一些，有各种口味可以选择。孩子得了胃肠炎，本身饮食饮水的情况就比较差，口感好的药更容易被接受。

之前说了，大多数的急性胃肠炎都是病毒引起的。因为粪便比较容易受到各类因素的干扰，所以实际在临床中的参考意义有限。如果孩子只是偶尔检测出一两个白细胞，其实并不能推断出腹泻就是细菌感染引起的，而且水样便的症状其实就高度提示了病毒感染。因此，是否需要使用抗生素来应对急性胃肠炎还需要综合评估。但大多数的儿童急性胃肠炎都是不需要使用抗生素的。

发热也是急性胃肠炎经常伴随的症状之一，这种情况下药师通常都建议首选对乙酰氨基酚。不建议首选布洛芬的主要原因有两个：一是布洛芬可能会有一些胃肠道不良反应，吃了之后容易加重症状；二是布洛芬的退热效果比对乙酰氨基酚要迅速，通常会伴随着大量出汗，这会加重脱水的风险。

当然，也不是说绝对不能吃布洛芬，要具体情况具体分析。高热情况下，如果使用对乙酰氨基酚控制效果不好，也可以酌情使用布洛芬。

人心惶惶的流感季

这几年，流感的暴发人数呈现出逐年上升的趋势。丁丁上幼儿园那几年，每到冬天，班级里的孩子就会少一大半。一部分是被家里的老人带到海南去过冬了，还有一部分不是生病在家休养，就是躲在家里怕被疾病传染。幼儿园的老师经常开玩笑说："这个时候可以坚持来上幼儿园的小朋友都是战士。"

其实，流感不只是对儿童来说比较危险，各个年龄段的人群都面临着被感染的风险。不论从哪个角度来说，大家都有必要了解一下流感的"来龙去脉"。

如何分辨流感和普通感冒

从症状上看：流感比普通感冒发热的温度要高，通常大于 39℃；持续的时间要长，不吃抗流感病毒药物的话，可能会持续 3～5 天甚至更久；孩子通常会伴随着头疼、肌肉酸疼等症状，整个人蔫蔫的，不像平时那么欢实，体温上升的时候这种症状尤其明显；最开始表现出的症状往往是发热，而稍后一两天，咳嗽等症状才慢慢表现出来。

从接触史上看：如果家中有流感患者，或者孩子的幼儿园、学校大范围地暴发了流感，而且孩子的症状也比较符合流感的发病特点，那基本上就可以确定孩子是被流感病毒感染了。

从检测手段上看：流感筛查是目前为止比较准确的可以判断流感的手段。这里用了"比较"而不是"绝对"，是因为没有一种检测手段是 100% 准确的，临床上也确实遇到过假阴性或者假阳性的检测结果。但总的来说，这仍然是准确度最高的判断流感的方法了。而且流感的筛查方法通常是鼻咽拭子，相比于抽血，更容易被家长和孩子接受。

有的时候，检查结果显示为阴性，但是孩子的症状十分吻合，而且还有过与流感患者的接触史；或者结合当地流感暴发的趋势，即便流感筛查显示没有问题，医生也可以凭借自己的经验为患者使用抗流感病毒药物，以免错过最佳治疗时机。阴性结果，一方面有可能是发病时间短，病毒的浓度不足以检测出来；另一方面也有可能是检测失败导致的假阴性。

血常规判断不出是流感还是普通感冒。即便是用来分辨细菌和病毒感染，血常规的参考意义也通常是在发病 24 小时以后，而且也仅仅是作为参考。最主要的诊断依据其实是孩子的发病过程、症状和医生的查体。很多进行网络咨询的家长上来二话不说，先发过来一张血常规，然后就问这到底是细菌感染还是病毒感染。坦白来讲，单纯一张化验单，很难准确判断出孩子的病情。

孩子确诊为流感之后该怎么办

抗流感病毒的药物主要是磷酸奥司他韦，越早使用越好。 说明书中虽然只有 1 岁以上孩子的使用剂量，但是目前研究认为，大于 14 天的孩子如果确诊为流感，就可以将其用于治疗，但小于 3 个月的婴儿不建议自行在家服用药物。确诊超过 48 小时之后，药物效果会大打折扣，通常考虑到药物的不良反应，就不太建议给孩子服用了，除非是重症的患儿。奥司他韦的治疗疗程为 5 天，到时候如果没有退热或者症状没有减轻，医生就要重新评估病情。关于奥司他韦，我在后面还会具体介绍。

流感其他的用药方法与普通感冒一样。发热可以使用对乙酰氨基酚（3 个月以上）或者布洛芬（6 个月以上）。由于流感病毒通常伴随着高热，很多孩子服用对乙酰氨基酚的退热效果和持续时间不理想，这时候 6 个月以上的宝宝可以考虑换成布洛芬。布洛芬说明书中的剂量一般会比较保守，孩子在高热不退的情况下可以按照最大安全剂量，也就是 10 毫克 / 千克的剂量服用。但需要注意，两次给药时间的间隔不能小于 6 小时，24 小时之内不能超过 4 次。

如果使用对乙酰氨基酚，最大安全剂量为 15 毫克 / 千克，两次给药时间的间隔不能小于 4 小时，24 小时之内不能超过 5 次。

不建议使用物理降温，如退热贴、温水浴、温水擦身等。目前的研究证明，这样做不但对退热没有任何帮助，还可能会因为过于折腾孩子而不利于疾病康复，毕竟这个时候休息好了才是关键。

鼻塞、流鼻涕可以使用生理海盐水冲洗鼻腔，剧烈咳嗽则可以使用 2 ～ 5 毫升的蜂蜜来止咳（大于 1 岁），同时将室内空气相对湿度调至 40% ～ 60%。

不推荐使用的药物

抗病毒药：各种剂型的利巴韦林（喷雾、雾化、口服、注射）、炎琥宁、阿糖腺苷等，全部都对流感病毒无效。

复方感冒药：美国儿科学会不建议 4 岁以下的儿童服用复方类药物，如小儿氨酚黄那敏、氨酚甲麻、氨咖黄敏、美敏伪麻、愈酚甲麻那敏、酚麻美敏等。这类药物通常带有"麻""酚""美""敏""咖"等字样，遇到拿不准的情况可以咨询一下专业人士。

止咳药物：含有右美沙芬和福尔可定成分的镇咳药属于中枢性镇咳药，禁止 2 岁以下儿童使用，有呼吸抑制的风险。也不建议 4 岁以下儿童使用，有可能不利于痰液的顺利排出。

做好隔离工作

孩子得了流感同样不能忽视隔离，因为流感极有可能传染给大人。家长 24 小时贴身护理，本身就容易被传染，而且一旦被传染了，孩子还没好利索，大人又倒下了，随之而来的麻烦无穷无尽。尤其是家里有老人和另外一个孩子的，更是要注意做好隔离工作。**隔离的解除时间至少要在体温和症状恢复正常48 小时以后。**请注意这里说的是"和"，也就是说这两种症状都要消失 48 小时以上才可以，而且距离初次发热至少要 5 天以上。

药师小提醒
TIPS
孩子得了流感后哪些情况需要及时就医？

一、超过 3 天不能自主退热，或者没到 3 天但孩子精神状态十分不好。

二、退热后在没有服用退热药物的情况下超过 24 小时又再次发热。

三、高热状态，最大剂量服用退热药物后没有效果。

四、出现呼吸困难或呼吸频率增快、喘息、口唇发紫、上不来气等症状。

五、咳嗽的时候胸痛，表现为孩子咳嗽后剧烈哭闹。

六、有脱水症状：超过 8 小时无尿或尿色深、口唇极干燥、无泪。

七、3 个月以下的宝宝发热。

八、意识障碍、精神萎靡、昏睡等。

如何预防流感

有些情况是躲得开的，比如幼儿园流感暴发，孩子可以在家先观察一下，躲过风头再去。可有些时候是躲不开的，比如已经上了小学的孩子，不上学课程跟不上怎么办？又比如家里的老大得了流感，老二怎么办？妈妈得了流感，孩子怎么办？因此，面对流感这件事家长还是得有所准备。主要的预防办法有以下几种：

1. 注射流感疫苗。

6个月以上的孩子最好的预防流感的办法是注射流感疫苗。虽然疫苗的保护率不是100%，而且还有可能因为恰巧没有覆盖到感染的病毒株而无效，但是从概率上来讲，注射疫苗的孩子一定比不注射的孩子得流感的概率更低。而且有研究显示，即便得了流感，注射过疫苗的孩子也比没注射过的孩子症状要更轻一些。流感疫苗的保护期通常是6～12个月，接种2～4周后可以发挥保护作用。世界卫生组织每年都会根据预测的结果筛选出高发的流感病毒株，并制作出具有相应保护力的疫苗，大概在每年的10月左右可以接种。如果错过了疫苗最开始接种的时间，仍然建议稍后接种，因为流感季可能不止一个。比如今年冬季虽然过去了，第二年春季仍然会有流感的传播，所以不论什么时候接种都不算晚。6个月以下的宝宝，建议家里的其他成员都定期接种流感疫苗，这样会对孩子形成间接的保护。

2. 药物预防。

密切接触流感患者的孩子，也可以通过药物方式来预防。预防方法就是按照说明书中的预防剂量连续使用奥司他韦7～10天。但考虑到药物的不良反应，衡量利弊之下还是不建议使用这种方式来为孩子预防流感。而且这种方式的预防仅在服药期间有保护作用，待药物从体内代谢完全之后，孩子依然有被传染流感的风险，同时还有增加耐药性的风险。因此，除非是极特殊的情况，这种方式不建议作为首选。

3. 生活方式预防。

永恒不变的主题是勤洗手！勤洗手！勤洗手！重要的事情说三遍。前面推荐了多次的"六步洗手法"你教会孩子了吗？与此同时，还要做到室内勤通风、不去人多空气不流通的场所、保证孩子优质的睡眠和均衡的饮食、进行适当的身体锻炼等。这些健康的生活方式是养孩子的永恒主题。

流感虽然可怕，但好在有疫苗这个东西可以用。记得有一年过年，我们全家一个接一个地发热倒下。好在不是同时发生，大家依然可以轮流照顾两个活蹦乱跳的宝宝。所有没有接种疫苗的大人平均每人发热3天左右，这中间遭的各种罪就不多说了。丁丁在最后关头没挺住，但低热了一天就好了，而当当小朋友则从开始活跃到了最后。他们两个都是接种了疫苗的。从那以后，每年我都"押"着一家老小去接种流感疫苗。

奥司他韦："神药"真的那么神？

现在的生活节奏很快，大家平时也很忙，尤其到了我们这个上有老下有小的年纪，很多以前的朋友都疏于联系了。但是一到流感的高发季节，我就会接到一些久违的电话，通常寒暄几句之后就直奔主题："能帮忙买到几盒奥司他韦不？"

也难怪大家都找我，一到流感季节奥司他韦就脱销，医院附近的药店甚至加价到2倍、3倍来出售。这种药物是否真的有大家传闻的那么神奇？如果孩子得了流感不吃这种药物会不会自己康复？就让我们来好好了解一下这个传说中的"神药"到底有多么神，以及在买不到的情况下家长该怎么办。

奥司他韦的作用原理

奥司他韦的确是目前针对儿童唯一有效的口服抗流感病毒药物。但前提是，要确定孩子得的是流感。奥司他韦对普通病毒引起的感冒无效，对其他非流感病毒引起的病毒性疾病也无效。

奥司他韦的作用原理用通俗的话来解释就是，它可以阻碍病毒的复制，而并不是直接杀死病毒。孩子不断高热的过程正是病毒疯狂地在体内复制的过程，如果能尽早阻止病毒的复制，也可以尽早地退热。这也是为什么超过48小时就不太建议使用奥司他韦了，因为病毒的复制是很快的，超过48小时，病毒在体内已经复制得差不多了，考虑到药物的不良反应，再使用它意义就没那么大了。但是个别重症病例还是要特殊对待，并不是说48小时以后就绝对禁止使用奥司他韦，这两种情况要注意区分，必要的时候以医生的综合评估以及建议为主。

奥司他韦的服用方法

总有妈妈问："都说奥司他韦48小时以后吃效果不好，那我是不是可以在超过48小时后就不给孩子吃了，也就是说这个药吃两天就可以了？"这样理解其实是误会了。这里所谓的"48小时"是指首次用药的参考时间。而一旦使用奥司他韦来治疗流感，通常推荐的疗程是5天。

奥司他韦可用于14天以上儿童的流感治疗和1岁以上儿童的流感预防（不同机构具体年龄规定不一样，但不推荐将其常规用作儿童预防流感方案），具体服用的剂量和频次见表5-2。

表5-2　　　　　　　　　　　奥司他韦的服用剂量和频次

药物	治疗（5天）	预防（10天）
成人	75毫克，每日2次	75毫克，每日1次
体重	**年龄≥12个月**	
≤15千克	30毫克，每日2次	30毫克，每日1次
>15～23千克	45毫克，每日2次	45毫克，每日1次
>23～40千克	60毫克，每日2次	60毫克，每日1次
>40千克	75毫克，每日2次	75毫克，每日1次
月龄	**年龄<12个月**	
婴儿9～11个月	每次3.5毫克/千克，每日2次	每次3.5毫克/千克，每日1次
足月儿0～8个月	每次3毫克/千克，每日2次	每剂3毫克/千克，每日1次，用于3～8个月的婴儿；不建议3月龄以下的婴儿使用

奥司他韦最常见的不良反应是什么

奥司他韦最主要的不良反应是胃肠道反应，如恶心、呕吐等。不同孩子对药物的耐受程度不同，大多数孩子的恶心、呕吐症状都发生在刚刚接触药物的头两次，后续药物服用过程中的反应就会轻很多甚至消失。但是也有个别孩子从开始到最后吃药一直都吐。这种情况下，家长可以考虑在服药之前少给孩子吃一点食物，以免药物直接作用在胃表面加重刺激症状。但也不要吃得太多，否则同样会加重呕吐症状，而且会阻碍药物的吸收速度。如果需要同时服用退热药，建议分开服用至少1小时，尤其是初次使用奥司他韦的时候，因为有把退热药一并呕吐出来的风险。

如果服用奥司他韦15分钟内呕吐，而且呕吐剧烈，家长可以等孩子稍事平静之后全量补服。如果服用后超过1小时呕吐，基本上药物已经吸收进入体内了，可以不用补服。如果服用后15分钟到1小时内呕吐，那要看具体的呕吐量和呕吐食物残渣的内容，然后再决定补服的剂量以及是否需要补服。

没得流感可不可以使用奥司他韦来预防流感

不建议将这种方法作为首选。**如果家中有流感患者，推荐首选的方法仍然是隔离。** 在室外空气质量好的情况下，建议勤开窗通风。而且流感患者最好隔离在单独的房间里，如需看护人接触，接触时应佩戴口罩，并尽量避免直接接触，接触之后应立即洗手。

奥司他韦的说明书中虽然有明确的预防使用剂量和疗程，但是也仅限于不得已需要密切接触流感患者的情况。并且它只在服药期间能起到一定的保护作用，服药期过后仍然不能绝对避免被传染流感病毒。鉴于预防用药的使用周期较长（7～10天），又考虑到奥司他韦的不良反应，权衡利弊之后，一般不建议将其作为儿童的预防性用药。

美国疾控中心和美国儿科学会都认为,可以考虑使用药物预防流感的情况仅限于发生并发症风险较高、暴露风险较高和无法使用其他保护的极个别儿童,但同时也指出,这种做法也可能会促进抗病毒药物耐药的发生。

举个例子,假如一个孩子从小体弱多病,并且有哮喘史。家里的爷爷确定感染了流感,而且家里就一个屋子,无法隔离。在不能送走爷爷也不能送走孩子的情况下,家长是可以考虑给孩子预防用药的。但在实际生活中,真正遇到这种情况的概率是很小的。

预防流感的最佳方式仍然是提前接种流感疫苗。流感疫苗在接种之后的2 ~ 4 周才会开始发挥保护作用,所以家里已经有人感染流感的情况下再接种肯定是来不及的。

买不到奥司他韦怎么办

2014 年的一项研究显示,奥司他韦能够缩短流感症状的平均持续时间。比如,在健康的儿童中它平均可以将病程缩短 29 小时,在成年人中大概可以缩短 17 小时,并且在缩短病程的同时还可以减少一些并发症的发生。

但是,流感并不是非奥司他韦不可。流感和普通感冒一样,也是可以自愈的疾病。只不过它的发病过程要比普通感冒长一些,发生并发症的风险也更大一些。因此,如果实在买不到奥司他韦,或者病程已经超过 48 小时,家长也完全可以对症护理,积极观察孩子的精神状态,发现并发症出现的苗头或者发生了任何让家长心里没有底的症状时尽早去医院就诊排查。

随着朋友圈这个社交工具的出现,很多事情在短时间内被推到了"风口浪尖"上。这几年，眼见一个个"神药"从神坛上掉落，人们可以明白一个道理：没有任何一种药物是"非它不可"的，也没有任何一种药物是"绝对安全"的，甚至没有任何一种药物是"百分之百有效"的。本着权衡利弊的原则，家长应该不迷信任何所谓的"神药"。科学面对疾病，每个妈妈都是孩子的保护神。

Q&A 案例来了　孩子感冒第三天，今天下午突然嗓子哑了说不出话，但是不发热，精神状态也挺好的，该吃点什么药？需要及时去医院吗？

药师解答： 孩子突然嗓子哑，我们要警惕急性喉炎的可能。但也不是所有的嗓子哑都是急性喉炎，比如嗓子里有痰也可能导致嗓子哑，孩子哭的时间比较长同样可能嗓子哑。如果我们给孩子喝点水，或者孩子咳嗽一声，清清嗓子之后哑的声音明显好转，这种就不用过于担心。

以下症状说明孩子得急性喉炎的可能性比较大：孩子明显嗓子哑，甚至已经到了说不出话的程度；呼吸明显比较费力，尤其是吸气的时候比较费力；孩子咳嗽的声音有明显的小狗叫声音，医学上称作犬吠样咳嗽。在这些情况下，即便孩子精神状态好，也要考虑及时就医。

如果去了医院确诊为喉炎，医生会根据孩子的严重程度来给予相应的激素治疗，如雾化激素、口服激素或者注射激素。激素是用来应对喉炎的常规治疗方案，短期偶尔使用对孩子的身体不会产生激素类的不良反应。它可以快速地缓解喉咙的炎性症状，将孩子从喉咙水肿和窒息的风险中解救出来。

不能举家南迁，如何应对过敏性鼻炎

孩子的成长过程中除了传染性疾病之外，还有一大类疾病比较高发，那就是过敏性疾病。前面章节中讲过的湿疹和蚊虫叮咬都属于过敏性疾病的范畴。

很多孩子的过敏体质在小时候通常以湿疹和荨麻疹的形式体现出来。随着年龄的增长，湿疹或者荨麻疹的发病率逐年下降。但家长们发现，虽然湿疹好了，但过敏性鼻炎又开始发作了。过敏性鼻炎在2岁以内很少发病，3岁以后随着年龄的增长，发病率逐年上升，这是一个会困扰很多家长的问题。作为资深鼻炎患者的我，有必要来认真地和大家说说过敏性鼻炎这件事。

每年的8月我都想逃离北方，逃到长江以南。是的，我是一个资深的过敏性鼻炎患者，在查了一些资料之后，我推断出自己的过敏原是一种来自内蒙古的蒿草的花粉。内蒙古当初从国外引进这种植物来防风固沙的时候，一定没有想到有朝一日会给我们这群人带来如此大的困扰。现在后悔也来不及了，据说这种植物繁殖得特别迅速，而且花粉可以随风传播很远，听说只有到长江以南地区才可以脱离这类花粉的困扰。我已经有两个朋友因为这个原因从哈尔滨举家搬到了南方，一个去了苏州，一个去了厦门。她们之所以下这么大的决心，不单单是因为她们自己深受过敏性鼻炎的困扰，而是家里孩子的症状也是一年比一年重。

3年前8月的一天早上，睡醒后想要打喷嚏的感觉如约而至，我刚张开嘴要打，就听到隔壁传来了连续三声的喷嚏。我一边用卫生纸按住鼻子，一边跑过去，丁丁说："妈妈，我的鼻子好痒。"我当时心想，完了，这该死的遗传！

于是，我立即去药店买来生理海盐水的鼻喷雾，帮助丁丁彻底地冲洗了鼻腔，问他感觉舒服了一些没有，他安慰我说好多了。我把喷雾塞到丁丁的书包里，嘱咐他一旦鼻子不舒服就喷几下，还在喷雾旁边塞了纸巾，告诉他喷完了之后用纸把鼻涕擤干净，不要用手去揉抠鼻子，因为手上面的细菌和病毒比较多，容易引起感染。丁丁表示都记住了，高高兴兴地去上学了。看着他的背影，我又一次萌发了举家南迁的念头。但是南迁毕竟是个"超级工程"，在还没有可能实现的时候，先进行应对才是当务之急。

过敏性鼻炎早期症状发生之后，首先要做的就是冲洗鼻腔，如果用冲洗就能控制住症状，就不需要额外使用其他药物了，这也是应对轻度过敏性鼻炎的首选方案。洗鼻剂里面没有药物成分，对孩子不会产生任何不良反应，而且缓解症状的效果也不错。冲洗可以清除鼻腔里面的刺激物、变应原和炎性分泌物。说白了就是鼻涕被清洗了，黏膜水肿被缓解了，孩子的不适感觉自然会有所好转。

洗鼻剂的选择

按照盐水种类的选择，洗鼻液体的种类主要有三种：生理盐水、生理海盐水及高渗盐水。

高渗盐水顾名思义，渗透压要高一些，1% ~ 3% 的高渗盐水对缓解鼻塞症状的效果比等渗盐水要好一些，清除得也更彻底一些。但 7% 浓度的高渗盐水则有可能导致纤毛停滞，14% 的高渗盐水有可能导致不可逆的纤毛停滞，这里说的"不可逆"就是永久性、不可恢复的损伤。因此，医生一般只在鼻塞的急性发作期才会考虑建议短期使用高渗盐水。对于过敏性鼻炎的长期护理，还是主要以生理盐水或者生理海盐水为主，因为它们都属于等渗盐水，也就是符合人体渗透压的盐水。

生理盐水和平时输液用到的盐水是一样的，浓度为 0.9%，成分比较单一。生理盐水的 pH 值为 5 ~ 6，属于偏酸性的液体，而过敏性鼻炎期间鼻黏膜的敏感度本身就处于较高水平，所以部分人使用的时候会觉得有刺激感。于是，生理海盐水就应运而生了。

生理海盐水中除了一些海水中会有的微量元素之外，还额外添加了一些酸碱度缓冲剂，这样孩子在喷的时候就会更舒适一些。不过有利就有弊，因为海盐水中额外多了不少成分，保不准哪个成分就会引起孩子过敏，虽然这种情况比较少见，但也时有发生。因此，如果孩子用过生理海盐水，接受程度还不错，症状有所缓解，那么基本就可以排除过敏的可能，可以继续用下去。如果孩子用了之后，症状不但没有缓解反而严重了，多半是对海盐水过敏，可以考虑更换成生理盐水，这个成分是不会引起过敏的。

不建议家长自行在家配制盐水洗鼻，食盐中的碘有损坏鼻黏膜的风险，而且自来水中往往会携带较多的微生物和病原体。可以购买专门的洗鼻盐包，然后用蒸馏水按照比例配制。

从装置上看，洗鼻主要分为三种方式：滴鼻、喷鼻和洗鼻。这三种方式从冲洗的效果来看是滴鼻＜喷鼻＜洗鼻，但是从操作的简单程度和舒适度来看正相反，滴鼻＞喷鼻＞洗鼻。因此，具体选择哪种方式，要根据孩子的症状严重程度和接受程度来综合评估。

滴鼻：作用相对温和，好操作，也是小宝宝最容易接受的冲洗方式，但冲洗的效果一般。患过敏性鼻炎的孩子很多都已经是大孩子了，而且滴剂很难到达鼻腔深部，所以这种方式使用得较少。不过将其用来湿润小宝宝的鼻腔，缓解小宝宝由感冒引起的流鼻涕、鼻塞等症状，效果还是不错的。

喷鼻：这是过敏性鼻炎患者包里经常会携带的物品，我的包里常年就备有一瓶。这种喷雾效果的确不错，鼻子干、鼻子痒，或者频繁打喷嚏之后，拿出来喷几下，效果立竿见影。但在鼻炎的高发季节，还是要配合着药物使用才行。

洗鼻：我个人曾经尝试过一次就放弃了，因为我怕水，洗鼻让我有种溺水的感觉，我想会游泳的人使用这个应该不成问题。洗鼻的常用工具是洗鼻壶，也有用类似于注射器的装置加压清洗的。加压清洗的时候要注意掌握好力道，力量过猛容易导致液体进入中耳，进而有诱发中耳炎的风险。在冲洗的时候要让孩子的嘴巴保持张开的状态并呼气，这样能减少呛到的风险。

过敏性鼻炎的药物推荐

丁丁第一年鼻炎发作的时候，一瓶喷雾就解决得很好。等到第二年的 8 月，孩子打喷嚏的症状越来越重，单独用海盐水已经无法控制。于是我又去药店给他买了另外一种喷雾，叫作外用糖皮质激素喷鼻。

很多家长一听到"激素"两个字就连连摆手，说孩子是不能用激素的，这么小就开始用激素以后怎么办啊？可是此激素非彼激素，跟我们常说的那种不良反应较大的激素是不一样的。首先，这些喷雾里的激素含量都很低，像儿童常用的糠酸莫米松药物浓度只有 0.05%，这种浓度的激素不大可能对孩子产生激素类的不良反应。其次，我们通常说的激素类不良反应都是由长期大量口服或者注射激素类制剂引起的，鼻用制剂主要作用在鼻腔，全身吸收的量可以忽略。这种药一天最多只用 1～2 次，每喷一次糠酸莫米松，喷到鼻腔的药量只有 50 微克。这个浓度和药量，安全性还是有保障的。2 岁以上的儿童就可以使用这类制剂来缓解过敏性鼻炎的症状了，具体品种和使用年龄推荐如下：

2 岁以上的儿童：糠酸莫米松、糠酸氟替卡松、曲安奈德。4 岁以上的儿童：丙酸氟替卡松。提示：以上品种都代表鼻喷雾剂。

喷雾的使用时间要根据孩子病情发作的时间特点来确定。如果孩子白天发作严重，那么可以早上起来的时候喷；如果夜间发作严重，就睡前喷。喷鼻之前最好用生理海盐水将鼻腔彻底冲洗干净，这样药物才可以更好地发挥疗效，而且用完激素之后最好 1 小时之内不要使用海盐水喷鼻，以免将药物冲洗掉。使用激素之后如果症状控制得不理想，要及时带孩子去耳鼻喉科重新评估病情。

丁丁在用了激素喷鼻之后，症状明显有所缓解。平时配合着海盐水冲洗，倒也风平浪静了一段时间。过了过敏性鼻炎的高发季节，他的症状逐渐好转。直到没有任何症状之后，我开始给他减量使用。由原来的每天一喷改为隔天一喷，没有反弹的情况下过渡一到两周就完全停掉了。冬天的时候只有在感冒或者鼻子不舒服的情况下才会偶尔使用它。

8 月正是北方的好季节，不冷不热，秋高气爽。我总想着带孩子去多做些户外运动，接触大自然。想法是不错，可也有困扰我的地方。我发现带丁丁到了郊外，鼻炎的症状更加严重了，其他孩子都在嘻嘻哈哈地玩，只有他在那里一个人不停地打喷嚏，别提多可怜了。从那以后，在过敏高发季节出去做户外活动之前，我都会给他加用抗过敏药。

二代抗组胺药：西替利嗪 / 氯雷他定

儿童的抗过敏药首选二代抗组胺药，因为相比于一代的抗组胺药，它们对中枢神经系统的不良反应更小，更不容易引起孩子犯困，安全系数也更大一些。常用的二代抗组胺药有以下两种：

盐酸西替利嗪（6 个月以上可用）：说明书中大多没有 6 个月到 1 岁孩子的使用数据，可以按照每次 2.5 毫克，每天 1 次的剂量服用。

氯雷他定（2 岁以上可用）：体重小于 30 千克的孩子每天 1 次，一次 5 毫克；体重大于 30 千克的孩子每天 1 次，一次 10 毫克（同成人）。

丁丁加用了抗组胺药之后，再出去活动时症状明显就好多了。像丁丁这种偶尔会接触大量过敏原的孩子，只给他偶尔使用抗过敏药物就可以了。而那些单独用糖皮质激素控制效果不好的孩子，可以考虑长期加用二代抗组胺药，通常用来缓解过敏性鼻炎症状的疗程推荐是 2～4 周。2 岁以下宝宝的过敏性鼻炎也可以选择这类药物，但因为 2 岁以下孩子使用激素喷鼻的安全证据不够充足，所以还是以口服控制过敏症状为主，同时可以配合着海盐水冲洗鼻腔。二代抗组胺药对缓解打喷嚏、流鼻涕、鼻子痒、眼睛痒等症状效果不错，但是对鼻塞几乎没有什么效果。

白三烯受体拮抗剂：孟鲁司特钠

丁丁鼻炎发作的第三年的 8 月，有一阵子后半夜咳嗽得很厉害。在排除了其他因素，又咨询了医生之后，考虑还是过敏性鼻炎导致的，无奈之下我又给他加用了孟鲁司特钠。孟鲁司特钠可以减轻流鼻涕、鼻塞的症状，对哮喘等呼吸道过敏症状也有一定的控制作用，但是它对鼻子痒、打喷嚏等症状的效果不是很好。必要的时候也可以考虑和二代抗组胺药合用来缓解症状。

孟鲁司特钠说明书中只有 2 岁以上儿童的使用剂量，但是根据最新的国外指南，6 个月以上宝宝在权衡利弊之下也可以选用。但这个药物属于处方药物，需要在医生的指导下合理使用。孟鲁司特钠用来缓解慢性过敏性鼻炎的症状通常建议的疗程为 1～3 个月。

过敏原筛查有没有必要

目前比较常用的过敏原筛查手段主要有两种：皮肤点刺试验和血液 IgE 抗体检查。

皮肤点刺试验诊断价值更高，但考虑到实验过程中可能诱发严重的过敏反应，以及要在皮肤上扎好多的针，所以除非遇到特殊情况，该方法不作为儿童诊断的首选。

IgE 抗体检查仅仅可以筛查出 IgE 介导的过敏原，非 IgE 介导的过敏原是筛查不到的。而目前大部分过敏性鼻炎的过敏原是非 IgE 介导型，所以这样看来就很尴尬了，因为即便筛查出来孩子没有对任何物质过敏，依然不能排除是过敏性鼻炎。因此，一般情况下不太推荐带孩子去筛查过敏原，除非有极特殊的情况，比如孩子血清总 IgE 水平升高明显，或者高度怀疑孩子有寄生虫感染等疾病等。

通常情况下，如果家长回顾一下孩子的饮食和接触史，在能估计出可能过敏原的情况下，避开高危因素后孩子的情况有了明显好转，这基本上也可以证明孩子的过敏原。这种情况下做过敏原的筛查也是没有太大必要的，稍后一段时间都尽量避开高度怀疑的因素就可以了。

海淘鼻炎药靠谱吗

前面说过鼻用的糖皮质激素安全系数大，但并不代表所有的治疗过敏性鼻炎的鼻喷雾都是安全的。比如家长经常从日本海淘的鼻炎药中，大多都含有萘甲唑林或羟甲唑啉成分，这两种药物以及类似成分的药物有明确规定：用药间隔至少 4～6 小时，连续使用不得超过 7 天，否则有引起药物性鼻炎的风险。而且它们仅可用于 6 岁以上儿童，6 岁以下不建议使用。因此，这类药物尽量不要给孩子用，即便自己使用也要注意不能超过 7 天。否则稍后只能让鼻炎症状更加严重。

研究显示，我国儿童的过敏性鼻炎患病率为 7.83%～20.42%，而且主要以城市为主。从数据上看还是蛮恐怖的，生活在城市中，基本上每 5 个孩子中就会有 1 个过敏性鼻炎患者。其实不只是我国，目前发达国家儿童过敏性疾病的发病率都是居高不下的，如湿疹、过敏性鼻炎和哮喘等。社会在进步，证据表明，越是发达地区过敏性疾病的发病率越高。不过不发达地区也没因此占到便宜，比如非洲的某些贫困地区，过敏性疾病发病率虽然低，但是感染性疾病的发病率却是居高不下的。

比较悲观的是，所有的过敏性疾病都是不可治愈的，只能依靠药物来缓解过敏症状。但有些过敏性疾病却是可以自愈的，比如婴儿时期的严重湿疹，随着年龄的增长大多数可以痊愈。过敏性鼻炎虽然在 4 岁以后发病率逐渐增加，而且有逐年严重的趋势，但确实也有部分孩子因为环境因素的改善和未知原因症状逐渐减轻甚至痊愈。兵来将挡，水来土掩，毕竟还有很多药物可以使用。

Q&A 案例来了 孩子 4 岁，季节性过敏性鼻炎。每年都反反复复地用好多药，用过激素，也口服过抗过敏药，但都是用了一阵子好了又犯。吃了朋友推荐的中药效果也不明显，最近症状又加重了。白天不只是鼻子的症状，眼睛也痒，晚上还出现了咳嗽，到底该怎么办呢？求助！

药师解答：我特别能理解这位母亲的心情，她所描述的症状我和丁丁都经历过。其实过敏性鼻炎最基本的应对手法是海盐水洗鼻，不管稍后加不加用任何的外用药物、口服药物，海盐水洗鼻都是需要贯穿始终的。孩子鼻炎反复发作，家长可以从以下几个方面寻找原因：

第一，如果使用了喷鼻激素，方法是否得当？

激素喷鼻之前，需要用海盐水将鼻腔内的分泌物彻底冲洗，之后再喷药，否则刚喷进去的药很可能被鼻涕冲出来，效果自然不好。另外，在使用激素喷鼻有效的情况下，建议症状稳定一段时间之后再减量停药。比如，原来一天一个鼻孔各喷一喷，等到孩子症状控制得很好就可以考虑减量到每 2 天一个鼻孔各喷一喷。没有反弹再停掉，如果中间有反弹，需要换回之前的剂量继续使用。如果鼻炎只是偶尔发作，偶尔使用药物就可以了。

第二，是否积极避开过敏原？

在明确过敏原的情况下，要积极避开。比如过敏花粉传播的季节，尽量少带孩子去野外活动，可以在雨后进行室内换气。过敏性鼻炎的发作季节，鼻子会比较敏感，要尽量多避开可能刺激鼻子的因素，比如有刺激性气味的气体、灰尘、尘螨和冷空气等。还可以在过敏季节来临之前提前做好准备，清洗窗帘、沙发、空调过滤网等。

以上两方面注意了之后，如果孩子用激素类的制剂控制效果仍然不好，可以在医生的指导下额外口服抗过敏药，如氯雷他定或者西替利嗪。眼部过敏症状严重，可以加用抗过敏的滴眼液，如盐酸奥洛他定滴眼液等。让孩子尽量不要用手揉眼睛和鼻子，同时注意手部的卫生，方便的时候可以适当用清水洗眼睛和鼻子，这样有利于缓解症状。

06

孩子该补什么营养素

妈妈喜欢给孩子补充各种营养素，生怕孩子输在起跑线上。但这些营养素的补充都有必要吗？你补充的方法正确吗？本章将为大家解开这些疑惑。

　　在平时的工作和咨询中，我经常会被问到一些儿童营养素补充剂的事，其中涉及比较多的有钙、铁、锌和维生素 D。其实，只要孩子没有什么基础疾病，在日常的膳食均衡合理的情况下，这些营养素都不需要额外补充。可实际生活中，的确有些家庭很难给孩子做到十分合理的日常饮食搭配，这不只是经济方面的原因，还涉及家长的营养学知识、家中的饮食习惯、地区饮食习惯等因素。

　　还有一些家长发现孩子有某些症状就判定是缺乏某种营养素了，比如孩子一爱出汗就被认为是缺钙，一挑食就被认为是缺锌等，但其实这种判断方法并不严谨。

　　因此，遇到该补充营养素的情况家长不要一味地排斥，不该补充的情况也不要盲目补充。虽然营养素和药物不同，整体的安全系数较高，可到底该不该补充还是弄明白为好。在分析具体的营养素之前，有件事要写在本章最前面，那就是微量元素检测。

这些年，你在微量元素检测上吃了多少亏

凡是占人体总重量万分之一以下的元素，如铁、锌、铜、锰、铬、硒、钼、钴、氟等，均称为微量元素。目前，检测微量元素主要是检测人体必需的微量元素，如锌、铁、铜。近几年，由于铅中毒的危害被广泛宣传，有些地方也会检测铅。除此之外，一部分常量元素因为与儿童的健康关系密切，也在检测范围内，如钙、镁。

当人体内某些微量元素的含量异常，人便会生病，如缺铁会导致贫血、缺锌会影响食欲、缺钙会导致肋骨外翻、摄入过量的氟会引起氟斑牙等。在信息爆炸的今天，随便哪个妈妈都知道一些这样的常识。但我想强调的是，正向推理成立，不代表反向同样成立。例如，枕秃一定因为缺钙吗？食欲不佳一定是因为缺锌？这可真的不一定。

目前，国际上对于微量元素的检测并没有统一标准，而现在大部分检测微量元素的方法所显示的结果都不一定能反映体内微量元素的实际水平。临床医生建议进行某项微量元素检查，也仅仅是作为诸多参考值的一项，一切都要根据临床表现等进行综合评估后才能做出结论。

国家卫生和计划生育委员会早在2013年就正式发布《国家卫生计生委办公厅关于规范儿童微量元素临床检测的通知》，明确指出"非诊断治疗需要，各级各类医疗机构不得针对儿童开展微量元素检测……"，"不宜将微量元素检测作为体检等普查项目，尤其是对6个月以下婴儿……"。但是从我这两年的咨询工作来看，这并没有阻碍各个医疗机构和妇幼保健机构开展此类检测项目的步伐。针对常见元素的检测结果，家长们该怎样看待呢？

铅：儿童铅中毒大多缺乏典型的症状，如果具备以下几点则有可能是高危

人群：第一，居住在冶炼厂、蓄电池厂和其他铅作业工厂附近；第二，父母或同住者从事铅作业工作；第三，生活在相同环境下的伙伴已被诊断为铅中毒。

以上情况中的儿童或者成年人应进行定期检测，方法为采集静脉血，手指血、耳血等不能作为诊断依据，皮肤、毛发等就更加不准确了。

铁：铁在人体内的肝脏、骨髓、血红素等多个部位均有存在，血清铁反映不了全身的铁水平。但儿童最容易缺铁，如饮食不注意很容易导致缺铁。因此，儿童 6 个月左右要及时添加高铁辅食，如高铁米粉、红肉类食物和其他富含铁的食物。想要判断孩子是否缺铁或者是否已经患有缺铁性贫血，可以带孩子去医院做一个全血的血常规检查。

锌：锌分布在人体的多个部位，有一半以上储存在肌肉中，1/3 储存在骨骼中。血液中的锌含量则很少，而且营养学界对锌的评价指标一直没有定论。只要正常饮食，1 岁以内一般不会缺锌。

铜：人体内的铜大多分布在肌肉和骨骼中，血液中的铜不能体现真实的铜水平。无论是母乳、配方奶，还是正常饮食，完全可以满足儿童对铜的需求，所以儿童一般不会缺铜。

钙：钙虽说不是微量元素，却是我们谈论最多的常量元素。人体 99% 的钙存于骨骼和牙齿中，血清钙不能作为衡量缺钙与否的标准。关于钙的内容会在稍后详细来写。

由此看来，本来各种元素在体内的分布情况就不统一，单纯抽血检查都不一定能很好地判断体内是否真正缺乏这些元素。像皮肤表面、毛发、末梢血（手指血或者耳血）等的可信度就更加可想而知了，希望家长今后可以理性地面对微量元素检测这件事。

很多孩子是"被缺钙"的

世界卫生组织曾经有报告显示，儿童生长速度在四季中是不一样的。其中，春夏季节身高要增长得快一些，而秋冬季节则是体重增长得快一些。一到春季，就会有很多家长过来咨询：春天需不需要给宝宝补钙呢？该怎么补呢？补钙与否，需要辩证地来看待，事实上，中国的大部分正在补钙的孩子都处于"被缺钙"的状态。钙质是儿童生长发育中十分重要的营养素，我们先来看看怎么做才能避免孩子缺钙。

做好如下措施，孩子一般不会缺钙

0～6个月：及时补充维生素 D。

6个月以下的健康宝宝，母乳或者配方奶中的钙完全可以满足孩子的生长需要。因此，只要是按照科学的喂养手段，让健康宝宝摄入了足够的奶，就不需要额外补钙。

需要注意的是，宝宝出生2周以后要及时补充维生素 D 来保证钙的吸收，并且至少要补充到2岁，有条件的家庭可以补充至孩子的青春期。

通常纯母乳喂养的宝宝出生2周后，建议每天补充400国际单位的维生素 D。

虽然奶粉中含有一定量的维生素 D，但每天至少要喝1 000毫升以上才能达到维生素 D 的补充要求。因此，混合喂养和人工喂养的宝宝同样建议每天补充适量的维生素 D。关于维生素 D 的详细信息，后面会详细介绍。

7～12个月：以母乳和配方奶为主，合理添加辅食。

这个阶段的孩子每天的钙需求量为250毫克。大约每天600毫升以上的母乳或者配方奶，同时配合维生素 D 的补充，就能满足这个阶段孩子对钙的需求。6个月以后的母乳中钙含量虽然会有所下降，但是逐渐引入的辅食也会让孩子摄取一定量的钙。含钙较高的辅食有豆制品、鱼虾类、深色的蔬菜等。

辅食的添加要合理搭配，不要忽视含钙丰富的食物，如高钙米粉、绿色蔬菜、水果、豆制品、肉类、奶制品（酸奶、奶酪）等。需要注意的是，奶酪含钙丰富，但市售的奶酪大多是再制干酪，钠含量比较高，只适合3岁以上的孩子食用，建议家长购买时要看准成分。

1～3岁：供应牛奶，科学搭配饮食。

根据《中国居民膳食指南》，这个年龄段的孩子每天的钙需求量为600毫克左右。每天300毫升左右的酸奶或者牛奶，配合着日常维生素D的补充，再加上日常饮食的合理搭配，就可以满足一日钙的需求。要注意的是，每日饮奶量最好不要超过600毫升，否则长期下去可能会使孩子面临缺铁性贫血的风险。

4～6岁：保证蔬果、奶制品，控制零食摄入。

这个年龄段的孩子每天的钙需求量为800毫克，虽然钙需求增加了，可是孩子的食量也在逐渐上涨。每天一杯奶（200毫升左右），平时配合着酸奶、奶酪等高钙食物的摄入，基本上就能够满足孩子的钙需求。注意不要给孩子买各种乳饮料，它们含钙量低，含糖量高，不但达不到补钙的目的，反而容易抑制孩子的食欲。

这个年龄段的孩子大多已经步入幼儿园，幼儿园的饮食都是按照各年龄段孩子的营养需求来配置的。只要孩子不挑食，幼儿园老师反馈的进食量也达标，缺钙的风险是很小的。家长们只需要注意孩子在家里的饮食均衡、合理，保证蔬菜、水果和奶制品的摄入，同时不要给孩子吃不健康的零食就可以了。零食吃多了，影响进食不说，里面的盐分和添加剂还有可能妨碍钙的吸收。

除了给孩子多摄入含钙量高的产品，我们还要注意以下几个饮食习惯。

第一，少吃盐。

低盐饮食不论是对孩子还是对大人，都是一贯倡导的。钠的摄入量和尿钙的排出量有很大关系，少吃盐等于多补钙。虾皮的含钙量很高，甚至高于牛奶，但是里面的钠含量也是超高的。它当调味品来用倒是可以，不建议单独用作补钙的食物。

第二，多吃水果。

水果中的钾元素可以减少尿钙排出，水果中的维生素 C 可以促进钙的吸收。

第三，不要给孩子喝骨头汤。

骨头汤脂肪含量高，钙含量并不高。孩子服用骨头汤可能达不到补钙的目的，反而会引起腹泻。

从上面的分析可以看出，只要按时补充维生素 D，保证奶制品的摄入，合理搭配饮食，养成良好的饮食习惯，孩子尤其是小婴儿是不需要额外补钙的。孩子小的时候钙需求量本身就不大，而且主要食物是奶制品，含钙量丰富。等到孩子长大了，钙需求量大了，饮食也更加丰富多样，缺钙的风险同样很低。但理想的状态很美好，现实却有时候不尽如人意，比如遇到下面这些情况，我们就需要将补钙这件事纳入考虑范围了。

药师小提醒
TIPS

孩子需要补钙的情况

一、早产儿、双胎儿、低体重儿等，医生综合评估后建议补钙。

二、饮食中钙质摄入不足的孩子。

三、患有某些特殊疾病或者需要特殊饮食，导致钙摄入不足的孩子。

四、钙需求量过大，饮食中的钙质补充不及时的情况，如短期内身高增长迅速的孩子。

钙剂的选择

常用的钙剂有碳酸钙、乳酸钙、葡萄糖酸钙、醋酸钙、柠檬酸钙等。

碳酸钙通常是固体或者粉末状，里面钙的含量较高，价格相对低一些，但是它的吸收需要胃酸的参与，因此需要随餐服用，最好是同午餐或晚餐一起服用。有便秘风险的孩子不建议首选碳酸钙，因为它可能会加重孩子的便秘症状。葡萄糖酸钙由于钙成分含量非常低，作为已经缺钙的孩子的补充剂效果并不理想。究竟选择哪种钙剂要结合着孩子的缺钙程度、接受程度以及身体特点来综合选择。

下面的表 6-1 列举了一些常见的钙制剂，供大家参考。

表 6-1　　　　　　　　　　　　　常见钙剂的对比

钙剂类别	每 100 毫克含钙元素量	特点	不良反应 / 禁忌证
碳酸钙	40 毫克	含钙量高，应用广泛，水中溶解度低	嗳气，便秘
醋酸钙	25 毫克	水溶性好	不适用于心功能不全者

续表

钙剂类别	每 100 毫克含钙元素量	特点	不良反应 / 禁忌证
乳酸钙	13 毫克	口感好，分解产生乳酸	不适用于易疲劳者
葡萄糖酸钙	9 毫克	分解产生葡萄糖	不适用于糖尿病患者
磷酸氢钙	23 毫克	含磷	肾功能障碍者慎用
活性钙	复合	pH 值 >12，口感差	不适合儿童
柠檬酸钙	21 毫克	水溶性好	服用铝剂者禁用，肾功能不全者禁用

药师小提醒
TIPS
钙补充剂的使用方法

一、不要一次性补充 500 毫克以上的钙。一次性钙摄入过多，利用率反而有可能降低。建议分 2 次或者 3 次服用。

二、选择更容易服用的剂型。比如，尽量给孩子选用液体钙，固体的钙片会造成吞咽困难，也会有卡在食道或者呼吸道的风险存在。

三、可以与蔬果一起吃，蔬果中的维生素 C 有利于钙的吸收。不建议与奶类等含钙量高的食品一起服用，同时摄入大量的钙，利用率会低于理想值。

四、钙的本质属于营养素，是食物中的正常成分，所以不用像某些药物一样刻意与食物分开服用。

这些情况并不一定是因为缺钙

很多妈妈在咨询中都会提道："我家宝宝有枕秃，还特别容易出汗，尤其是睡觉的时候满头大汗。我上网查了据说是因为缺钙，这种情况到底该不该补钙啊？"

缺钙确实会导致一些症状，如腿抽筋、肋骨外翻、盗汗、枕秃等。但是正推成立不代表反推一定成立，我们先来分析一下这些症状：

肋骨外翻：肋骨外翻并不代表一定缺钙。儿童有其特殊的生理特点，膈肌牵拉、腹式呼吸都有可能导致一定程度的肋骨外翻。除此之外，宝宝从趴着到学会坐着最终学会走路，在这一过程中肋骨外翻也可能是由受力原因导致的阶段性现象。因此，轻度的肋骨外翻在婴幼儿时期很常见，大多数情况下，随着年龄的增长，胸廓不断发育，这种情况也会消失。

腿抽筋：腿抽筋经常发生在过度劳累时或者睡梦中，老人、孕妇、儿童比较常见。导致腿抽筋的原因有很多，缺钙只是其中一项，其他原因还有寒冷、体弱、疲惫、血流不畅、出汗过多或者局部受到压迫。如果抽筋反复发作，需要及时去医院就诊，排除血管、神经的某些病变。

枕秃：枕秃在 2 个月到 1 岁的宝宝中比较常见。临床研究发现，导致这种情况的原因并不一定是缺乏某种元素，更主要的是与宝宝的生活习惯有关系。丁丁小时候枕秃就很严重，而当当就没有。我分析了一下可能有以下几个原因：

第一，丁丁夏天的时候用的是亚麻枕套，摩擦力比较大，天气热又容易出汗，难免会引起头痒。脑袋在枕头上动来动去，头发就会被磨没了。经常摩擦的地方，头发也会生长得很缓慢。而生了当当之后，家里安装了空调，用的也是普通的纯棉枕套，当当很少出汗，自然也不会频繁地晃头。

第二，丁丁出生在 4 月末，整个夏天大多数时间都是躺在床上度过的，头发和枕头长时间接触，难免枕秃。而当当出生在 9 月，待她迎接人生中第一个夏天的时候，已经是个精力旺盛、满地乱爬的小妞了。

第三，我的当当姐是淑女，头发比较长！这也是为什么男孩子比女孩子更容易"被缺钙"，超短发不耐磨。

出汗：孩子的代谢比成年人旺盛，皮肤含水量大，表层的微血管分布也比较多，再加上活泼好动，出汗多属于正常的生理现象，尤其是在吃奶或者刚刚入睡的时候更是如此。有的妈妈会说，吃奶出汗可以理解，比较费力嘛，可是睡觉也没什么消耗，出汗多肯定不正常，一定是体虚！

其实不然，儿童调节汗腺的神经系统发育尚不完善，入睡以后新陈代谢来不及减慢，热量就会以出汗的形式迅速释放。通常排除环境因素的影响，入睡后 1～2 小时内的出汗都属于正常的生理现象。但如果是长期大量的出汗，就要及时去医院就诊，排除内分泌等相关疾病，以免延误病情。

囟门早闭：6 个月左右的宝宝，头围增长的速度比前囟门闭合的速度要快，所以会显得前囟略有增大，不必因此而担心缺钙。反之，如果前囟关闭较早，但是头围在正常范围内，也属于正常情况，不用担心钙超标而停用维生素 D。

这样看来，单纯从症状来判断孩子是否缺钙的方法并不靠谱。大多数儿童不会缺钙，补钙首选食物补充。至此，大家是不是对补钙这件事有了一个更加理性的认识呢？

补锌就能解决孩子的所有问题吗

我们小区里面隔三岔五地就会搞一些活动，这些活动的套路无非是免费试用、填资料、推销各种产品三部曲。遇到这类事情我通常都是绕道走的。怎奈现在的商家太能抓住孩子的心理了——免费赠送气球。就这样，丁丁和当当成功地被吸引过去了。

有一次，我们刚刚走到气球的附近，一个大姐就过来和我闲聊，问我孩子有没有咬指甲的习惯，我说老大有。她又问我孩子有没有注意力不集中的现象，我说老大也有。然后她又问我挑不挑食，我说老大还是有。大姐一拍桌子说："这明显是缺锌啊！"然后她拿了一个小贴纸往老大胳膊上一粘，过了一会儿又和我说："你看看，这铅还有些超标呢，不是我吓唬你……"

这时候当当突然哭闹起来要找姥姥，我心里念叨着姑娘真是深知我心啊，然后抱着小的拖着大的，大步流星地离开……

这件事并不是偶然发生的，在咨询中我也经常遇到类似的问题。很多妈妈在反馈了一些孩子的情况之后，总会加问一句："您看看这孩子是不是缺锌呢？"

锌的实际意义

锌是人体内 200 多种酶的组成成分和激活剂，在体内的含量虽然不多，但是意义重大。锌可以促进机体的生长发育、增强机体的免疫功能以及维持细胞膜的结构。

轻度缺锌可能会影响生长速度、食欲等，严重缺锌则可能造成生长迟滞、皮肤病、原发性性腺功能减退、味觉和直觉受损、免疫力和对感染的抵抗力受损等。

锌摄入与蛋白质摄入密切相关，并且与某些营养方面的疾病有关系。补锌能减少锌缺乏常见人群中儿童急性腹泻的严重程度和持续时间，所以世界卫生组织推荐发展中国家发生急性腹泻的婴儿和儿童补充锌。

人体需要多少锌

正常情况下，6个月以内的婴儿，母乳或者配方奶完全可以满足其对锌的需要。前些年曾经有调查显示，中国的小朋友有将近一半的人在补锌，为此我专门查阅了相关数据。2007年的《中国居民膳食指南》中，推荐1～7岁的儿童每天摄入锌9～13.5毫克，而当时美国的推荐量是3～5毫克/天，日本是5～7毫克/天。这其中的缘由不得而知，但可以确定的是，2016年新版《中国居民膳食指南》对1～7岁儿童的锌推荐量大幅度更改为4～7毫克/天，所以这之前到底有多少孩子是"被缺锌"的，这笔账不好算。

锌的食物来源有哪些

锌主要来自动物性产品，如肉类、海产品、牛奶等，尤其是鸡肉，这是锌的极佳来源。还有一些植物性食品，如一些强化的谷类、豆类、坚果和某些植物的种子也都富含锌元素，但是其吸收率和利用率要比动物性食品低很多。对于素食人群，尤其要注意摄入锌来源丰富的植物性食物。只要孩子日常经常摄入上述食品，缺锌的风险是极低的。

如何判断孩子是否缺锌

2013年的《中国居民膳食营养素参考摄入量》显示，中国1～3岁儿童的实际平均锌摄入量为3.2毫克，4～7岁儿童实际平均摄入量为4.6毫克。排除部分不发达地区，其实大多数孩子是不缺锌的。

虽然人体内大部分的锌都储存在骨骼和肌肉中，但是目前比较公认的检测方法依然是血浆锌检测。通常情况下测量值低于60微克/分升，即可被认为低血浆锌。因为大多数血浆中的锌与白蛋白结合，所以低白蛋白血症的儿童的锌水平可能会比较低，这点也要作为诊断需要考虑的事项之一。

任何只看检查不问饮食习惯的诊断都是片面的。举个例子，经常会有亲戚朋友把化验单或者检查结果发给我，然后嘱咐我找我们医院的名医给看看是否严重。可是诊断疾病是要综合考虑很多方面的，比如体征、症状，又比如这个人的生活习惯、疾病史、用药史等。缺锌这件事，除了实验室检查的结果，更重要的是要综合评估孩子的膳食结构和其他基本情况。因此，有这方面顾虑的家长可以记录一下孩子日常的饮食，这对于医生来说也是非常重要的诊断依据。

药师小提醒 TIPS

哪些儿童容易缺锌？

辅食添加不合时宜的儿童：6个月左右是儿童辅食添加的最佳时机，过早添加会引起消化不良或者腹泻，增加体内锌的流失；过晚添加则会造成儿童锌摄入不足，同样会面临缺锌的风险。

食物中锌来源不足的儿童：饮食极度不均衡的儿童面临的可能不单单是缺锌，整个营养状况都需要及时评估。

胃肠功能障碍的儿童。

素食主义者：坚持茹素也许很健康，但如果因此耽误了孩子的健康成长，可就得不偿失了。

家中有吸烟人群的儿童：香烟中的镉会干扰锌在人体内的吸收和利用，二手烟和三手烟的危害远不止于此。总之，有孩子的家庭建议禁烟。

锌的补充

在讲轮状病毒的那一节我们提到过，对于腹泻并确定缺锌的患儿，推荐锌补充剂的服用剂量为 6 个月以上的幼儿 20 毫克 / 天，小于 6 个月的婴儿为 10 毫克 / 天，持续 10 ～ 14 天。对于其他已经证实缺锌的患者，短期补充剂量为 1 ～ 2 毫克 /（千克·天）锌元素。当然，以上数据仅供参考，具体的补充剂量还要在医生或者营养师的建议下补充。

锌中毒

正规渠道的锌补充剂很少会出现毒性反应，即使有人摄入了每天最大推荐摄入量的 10 倍，也基本不会发生不适的症状。但是锌会抑制肠道中铜的吸收，长期摄入 100 毫克 / 天的锌，可能会造成铜缺乏。

最后简单总结一句：大多数儿童不会缺锌，不需要额外补充。

维生素 D：孩子出生后必不可少的补充剂

添加辅食之前，母乳妈妈们不必头疼给宝宝做辅食的事。每天抱过来就吃，吃饱了就睡，简直方便得不能再方便。但千万不要大意，因为母乳中有一样东西含量特别低，必须给宝宝额外补充，那就是维生素 D。

维生素 D 是什么

维生素 D 又名抗佝偻病维生素，以维生素 D_3 和维生素 D_2 两种形式最为常见。人体内的维生素 D_3 来源于皮肤经紫外线照射，维生素 D_2 则来源于植物，活性只有维生素 D_3 的 1/3。这些年的最新研究显示，维生素 D 可能对孤独症、糖尿病、心血管疾病，以及免疫系统疾病都会起到一定的积极影响。但医疗人员现阶段关注更多的可能是它如下的生理功能：第一，促进小肠黏膜对钙的吸收；第二，促进骨组织的钙化；第三，促进肾小管对钙、磷的吸收。也就是说，日常食物中的钙摄入量再大，如果严重缺乏维生素 D，可能同样会导致体内钙质的不足。

依靠食物，我们能获取多少维生素 D

生活中常见食物中的维生素 D 含量很少。正常来讲，一个 3 岁儿童，每天需要额外吃 400 克鸡蛋黄、600 克奶油、1 000 克鸡肝、1 500 克牛奶中的任意一项，才可以达到补充维生素 D 的正常水平。这似乎不可能实现。而三文鱼、沙丁鱼、鲭鱼中也都有一些维生素 D，但是总量也很少。因此，按照中国的饮食习惯，从食物中摄取维生素 D 很难达到每天 150 国际单位。

从营养学角度来看，专业人士一般建议儿童额外补充维生素 D。不同年龄段儿童每天补充维生素 D 的推荐剂量和上限补充剂量见图 6-1。

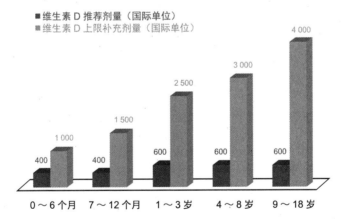

图 6-1　不同年龄段儿童每天补充维生素 D 的推荐剂量和上限补充剂量

药师小提醒
TIPS

各类人群每天需要多少维生素 D？

一、婴儿（0～1岁）：400 国际单位。通常建议从出生后 2 周就开始每天补充，如果是早产儿或者体弱儿，建议从出生之后就开始补充。

二、幼儿、儿童、青少年（2～18岁）：600 国际单位。

三、成年男女（19～70岁）：600 国际单位；若大于 70 岁，则需要 800 国际单位。

四、孕妇、哺乳期妈妈：800 国际单位。

过量服用维生素 D 会不会中毒

维生素 D 的服用安全剂量很广，有研究显示，儿童每天补充维生素 D 5 000 国际单位，连续补充持续半年以上才有可能中毒。而从图 6-1 可以看出，随着孩子年龄的增长，维生素 D 的安全可服用范围也越来越广。**常规剂量补充的情况下，维生素 D 几乎不会发生中毒反应。**

如何判断宝宝是否缺乏维生素 D

正常来讲，如果足月健康生产的宝宝在出生后 2 周就开始每天常规补充 400 国际单位的维生素 D，缺乏的风险是很低的。如果维生素 D 补充得不及时，孩子可能面临缺乏的风险，为稳妥起见，家长可以带孩子去医疗机构进行 25-羟基维生素 D 检测，即 25-（OH）-D 检测，这是判断孩子是否缺乏维生素 D 的黄金标准。

晒太阳补充维生素 D 靠谱吗

在阳光充足的季节，建议带领孩子多做室外活动。在正午时刻，阳光直射 15 分钟左右就基本可以合成足够的维生素 D 了。但家长们同时要考虑到所在地区的纬度，资料显示，我国山东以北地区（北纬 37.5 度）紫外线到达地表的数量会减少 80% ～ 100%，此时维生素 D_3 通过皮肤产生的量也会比较少。

而在阴影下同样达不到上述的效果。但是，美国儿科学会不建议 1 岁以下的儿童暴露在阳光直射下，因为那样会对宝宝娇嫩的皮肤产生伤害。而防晒霜则同样会阻碍"晒太阳"的效果，正所谓"鱼和熊掌不可兼得"。

除此之外，也有研究显示，雾霾、云层、水蒸气等也都会减少到达地球表面的紫外线的量。顺便说一句，隔着玻璃晒太阳是没用的。

这样看来，比较小的宝宝还是首选额外补充维生素 D，而较大儿童要根据实际情况来选择补充与否，比如饮食是否均衡、是否经常进行户外活动、所在地的纬度和污染情况等。

鱼油不等于鱼肝油

鱼肝油，又名维生素 AD。鱼油，鱼中的脂肪，功能性成分是 ω-3 脂肪酸。如果这个成分大家不熟悉，那么一定听说过 DHA（二十二碳六烯酸）和 EPA（二十碳五烯酸）。鱼油与鱼肝油不是一回事，更加与维生素 D 不沾边。但是有些 DHA 补充剂里会额外含有维生素 D 的成分，给孩子选购之前需要看好成分表以及各种成分的含量，以免重复补充。

维生素 D 和维生素 AD 怎么选择

以往没有单独维生素 D 制剂的时候，人们都以补充鱼肝油，也就是维生素 AD 为主。中国是维生素 A 中度缺乏国家，很多贫困地区的孩子还是推荐首选维生素 AD 复合制剂。但有条件的家庭还是建议给孩子首选维生素 D 的单方制剂。因为相对来说，维生素 A 在我们的日常饮食中分布比较广泛，没有必要额外补充。

2016 年《中国居民膳食指南》中也修改了以往儿童补充维生素 AD 的部分，提出在母乳营养摄入良好的状况下，婴儿无须额外补充维生素 A。不过话说回来，很多妈妈也会问："我们给宝宝长期服用伊可新，会不会导致维生素 A 中毒？"答案是否定的，服用常规剂量的维生素 AD 滴剂并不会引起体内维生素 A 和维生素 D 的蓄积中毒，所以妈妈们不必过分纠结。图 6-2 显示了不同年龄段儿童每天补充维生素 A 的上限剂量，供大家参考。

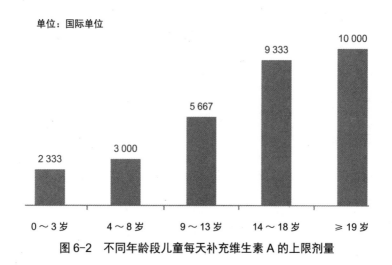

图 6-2 不同年龄段儿童每天补充维生素 A 的上限剂量

维生素 D 品种的选择

很多妈妈在咨询维生素补充问题的时候都想让我直接推荐一个品牌。其实品牌的问题真的不用过于纠结。维生素 D 的制作工艺并不复杂，主要成分也只有一种，不像钙、铁、锌的产品需要考虑那么多。还有的妈妈甚至会直截了当地问："你给丁丁、当当选择的是哪种维生素 D？我们跟着买就是了。"

说实话，维生素 D 选择这件事我并没有花很多的心思。市面促销哪种我就买哪种，有时身边有朋友恰巧出国，我也会拜托他带一些。

药师小提醒
Tips

选择维生素 D，要关注以下几点

一、有效期：因为需要常年服用，很多妈妈会一下子囤很多。囤货不要紧，一定要看好有效期和储存条件。

二、买单独成分的维生素 D：复方制剂里的多余成分对孩子来说可能并没有实际意义。如果孩子也在同时补充其他营养素，里面含有的维生素 D 也要注意，以免重复补充。

三、买适合孩子补充剂量的维生素 D：通常推荐最小单位为 400 国际单位的品种。

四、给小宝宝的维生素 D 要尽量选择滴剂而不是胶囊剂，避免产生误吞引起呛咳的风险。

回忆一下，在丁丁和当当小的时候，两个孩子额外补充过的营养素就只有维生素 D 了。给孩子补充营养素之前，要确定他是否真的缺乏。倒不是说多补充一定会对孩子产生怎样的伤害，只不过需要仔细衡量一下有没有必要罢了。

家中应常备什么药

家中应准备哪些常用药？针对特定症状的药物是不是越多越好？药品说明书应该怎么看？备个家庭小药箱，孩子生病不惊慌。

曾经有一篇名为《医大一院医生自创"家庭药箱"》的文章广为流传，声称可以解决80%的儿童发热问题。药箱里面除了常用的退热药物，还有三种抗生素、两种化痰药、几种中药和所谓提高儿童免疫力的药物。直到现在，还会有妈妈拿着这张药单的照片来医院的门诊药局咨询购买。我们的工作人员婉言相劝说："这些药物不可以自己随便吃的。"妈妈们则会诧异地说："这不就是你们医大一院的医生推荐的吗？"

儿童发热是常见问题，不具备专业能力的家长在没有办法分辨发热原因的情况下，唯一推荐使用的其实只有退热药而已。每个家庭都应该准备好针对儿童的常备药品，以备不时之需。这一章我就来个现身说法，跟大家说一下我家的儿童小药箱里都有哪些药品。

退热用药：泰诺林、美林

对乙酰氨基酚（泰诺林）：适用于3个月以上的宝宝，也是儿童退热药物的首选。使用剂量为每次10～15毫克/千克，两次给药时间的间隔不能小于

4 小时，24 小时之内不能超过 5 次。

布洛芬（美林）：适用于 6 个月以上的宝宝。使用剂量每次 5 ~ 10 毫克 / 千克。两次给药时间的间隔不能小于 6 小时，24 小时之内不能超过 4 次。

大量的临床研究证明，在一般的情况下，两种药物并没有明显的好坏之分。但一些特殊情况下的选择要有所倾向，比如，发热伴随腹泻、呕吐症状时，一般首选对乙酰氨基酚，因为布洛芬有胃肠道刺激症状，而且出汗较为迅速，容易加重脱水的风险。但在对乙酰氨基酚使用效果不佳的情况下也可以考虑换成布洛芬。6 个月以上的蚕豆病宝宝首选布洛芬。因水痘发热的宝宝首选对乙酰氨基酚，布洛芬有加重或者继发感染的风险。

另外，除非遇到极特殊情况，否则不推荐两种药物交替使用。

Q&A 案例来了 孩子高热，有人建议对乙酰氨基酚和布洛芬交替使用，说是可以减少不良反应，是这样吗？

药师解答： 遇到某些容易引起高热的疾病，如流感或者幼儿急疹时，家长们在使用一种退热药物效果不好的时候往往就首先想到了交替使用。其实家长应该先看看剂量，有的药品说明书中推荐的剂量会比较保守，对乙酰氨基酚可以给到的最大剂量为 15 毫克 / 千克，布洛芬则是 10 毫克 / 千克。在确定剂量没有问题的时候，再看看孩子的精神状态。退热药不是稍有发热就需要给孩子吃，而 38.5℃ 也仅仅是个参考值，并不是绝对的。

在实际疾病中，真正需要交替使用退热药物的情况并不多，通常建议首选对乙酰氨基酚，若使用了最大剂量后 4 小时以内仍不能有效退热的话，可以换成布洛芬，而不是交替使用。如果布洛芬给足剂量之后 6 小时以内仍然不能有效控制症状，万不得已才会考虑偶尔交替使用一次。即便使用，也建议两种药物之间至少要间隔 2 小时以上。

鼻塞、流鼻涕、打喷嚏：生理海盐水鼻喷雾

这个严格来说不能算作药物，因为里面没有什么药物成分。生理海盐水的制作工艺并不复杂，所以没有品牌可推荐。只要是正规厂家生产的、正规渠道购买的就好。

不管是感冒期间的鼻部症状，还是孩子本身有鼻窦炎或者过敏性鼻炎，生理海盐水都是用来缓解症状的不错选择，还不用担心产生不良反应，比那些感冒药中缓解症状的成分安全多了。海盐水的鼻喷雾是目前市面上较多的产品，除此之外，比较常用的还有海盐水的鼻滴剂、生理盐水的喷雾或滴剂。家长可根据孩子的实际情况选择适合的品种，这部分内容在之前过敏性鼻炎部分有过详细的讲解，有需要的家长可以回顾一下。

腹泻用药：口服补液盐Ⅲ、益生菌

家长们可以选择国产的口服补液盐Ⅲ，我家里准备的是进口水果味的电解质水，因为口感要好一些，小孩子更容易接受。

益生菌准备的是布拉氏酵母菌。因为它对抗生素引起的腹泻、急性胃肠炎引起的水样便效果都不错。如果哺乳期妈妈因服用抗生素而导致吃奶的孩子腹泻，也可以用它来缓解症状。可以说它是益生菌里使用概率比较高的一个品种。

除了布拉氏酵母菌以外，如果想再多准备一种益生菌，可以选择含有乳杆菌和双歧杆菌的益生菌，用来缓解消化不良引起的腹泻。选择的时候要注意，有的品种需要低温保存，不适合外出旅行时携带。

便秘用药：乳果糖、开塞露

乳果糖：有习惯性便秘宝宝的家中可以准备一瓶，外出时以防万一也可以携带。

开塞露：不用准备太多，两三支就可以。毕竟一般的药店都有，而且很少有需要每天都使用的情况。出门在外根据自家孩子的实际特点准备就好。

抗过敏用药：氯雷他定、西替利嗪

氯雷他定糖浆：适合 2 岁以上孩子服用。

西替利嗪滴剂：适合 6 个月以上孩子服用。

用来缓解过敏症状，荨麻疹、严重的蚊虫叮咬、过敏性咳嗽、过敏性鼻炎等都可以酌情使用。

Q&A **案例来了** 孩子今年 4 岁半，下午吃了一些海鲜之后，身上起了好多红疱。孩子目前状态还可以，只是有点咳嗽，该吃点什么药呢？

药师解答： 孩子身上起的红疱和咳嗽都有可能是过敏引起的。如果家里有西替利嗪或氯雷他定，可以给孩子立刻服用，之后再及时就医，确认一下皮肤以及呼吸道过敏症状的严重程度，以防病情加重给孩子带来危险。

常备外用药：炉甘石、莫匹罗星、红霉素眼膏、护臀霜、驱蚊剂

炉甘石洗剂是一种外用止痒药，过敏与蚊虫叮咬引起的痒都可以使用。但湿疹不建议使用，它可能会加重症状，皮肤表面有破损也不建议使用。

莫匹罗星是抗感染药膏，外伤之后、皮肤表面的皮疹挠破了的时候都可以涂抹，用来抗感染。

红霉素眼膏可以在孩子鼻出血的时候少量涂抹在出血部位，能够起到预防感染和保证伤口表面湿润的作用。

护臀霜不属于药物，是应对孩子"红屁股"的法宝。

蚊虫较多的季节，驱蚊剂必不可少，我家选择的是含有 20% 以下避蚊胺的产品。

其他的辅助工具还有温度计、创可贴、无菌纱布、无菌棉签、医用绷带、一次性口罩等。

药师小提醒
TIPS

准备药品的注意事项

一、同样成分的药品只保留一种规格的。比如美林的混悬液和滴剂只常备一种就好，以免发生用药错误。

二、定期排查药品的保质期，过期药品要及时清理。

三、药品使用之后要连带包装盒和说明书一并保存。

四、成人药品和儿童药品要分开存放。

五、药品箱要放在阴凉干燥的地方，避免阳光直射；也要放在不容易被孩子拿到的地方，以防发生误食。

六、现在的药品购买渠道很多，家里不需要囤放过多的药品。但是如果即将出行的地方购买药品不便，还是准备充分一些比较好。

七、处方药务必在专业人士的指导下使用，孩子每次的疾病情况都有可能不一样，上一次的使用情况不可以作为经验给孩子稍后再次使用。

当当特别喜欢玩看病的游戏，她有一个自己的小药箱，里面装着她的"工具"和"药品"。她给玩具小熊看病的时候，嘴里还会念念有词："咳嗽不能随便吃止咳药，要看引起咳嗽的原因是什么……"这个小家伙平时没少偷听我做咨询。

如何看懂药品说明书

我们对一种药物的了解，主要源于药品说明书。但大多数人看药品说明书主要是看用法、用量，其他的一律不看。我身边就有朋友曾经说过："医生让咋吃就咋吃呗，有必要看得那么详细吗？看得多了自己吓唬自己。"他之所以这么说也是有原因的。

前阵子，我带当当去小区里一个小伙伴的家里去做客，还没坐稳，就被小朋友的姥姥拉到了一旁。姥姥手里拿着两个药盒，对我说："我有慢性心脏病，但是不严重，去医院医生给开了这个药物。我回家一看，好家伙！里面各种不良反应一大篇，吓死我了！另外一盒是我去药店，药店的工作人员给我介绍的中药。我看里面的适应证和我的症状都能对上，而且还没有不良反应。你是学药的，帮我分析一下，到底该吃哪种呢？"

姥姥虽说不明白其中的道理，但是却知道不能盲目使用药物，要咨询专业人士，在此我为她竖个大拇指。药物的使用问题，千万不能偏听偏信和盲目用药，遇到不明白的，一定要咨询专业人士的意见。当拿到一种药物的时候，该如何阅读药品说明书呢？

关于药品说明书，其实内容越复杂往往代表研究得越充分，使用起来安全系数越高。而简单的说明书并不能代表药物的有效性和安全程度高，只能说明这种药物相关的研究很少，不良反应和适应证等方面都处于模棱两可的情况。据说国外一些药品的说明书都有两个版本，一个是专业版，供医生或者药师阅读并参考；另一个是普通版，适合大众阅读。这种设置还是比较人性化的。但是遇到复杂的说明书我们也不用担心，可以有针对性地看一些项目。

药品名称、成分、性状

药品的名称分为商品名和通用名。举个例子，美林就是商品名，而美林的主要成分布洛芬就是通用名。两个名字中一个代表了药物的品牌，一个则代表了药物的有效成分。在自行购买药物的时候这两种名字都要注意看，否则就很容易弄错。之前有个妈妈本来想给孩子买"泰诺"这个牌子的对乙酰氨基酚，结果去了药店，却不小心买成了复方感冒药。这个复方感冒药的成分是酚麻美敏口服液，药盒上也明晃晃地写着"泰诺"两个字。这个"泰诺"是商标标识，类似的产品还有莫匹罗星和芬必得等。因此，在买药的时候要多看几遍，拿不准就多咨询专业人士，以免用错药物。

对于一些复方制剂，家长就更加有必要仔细地核对一下药物的成分了。比如某些感冒药中含有对乙酰氨基酚，像小儿氨酚黄那敏颗粒中的"氨酚"就是对乙酰氨基酚。如果你之前给孩子吃过泰诺林（成分是对乙酰氨基酚），再给他吃小儿氨酚黄那敏，就会造成对乙酰氨基酚的药物过量，严重时可能会导致不可逆的肝损伤。

性状有利于帮助我们认识药品的正常形态，以及及时识别变质药品。

适应证、规格

对于一些复杂的适应证，不能只看说明书，还要咨询医生或者药师。尤其是处方药品，更加不能自己按照适应证盲目使用。有一些药品同时有好几种规格，为了防止混淆和错吃，建议家中不要同时存放两种规格的同种药品。

用法用量

值得注意的是，有些药品说明书中标注的是一天的使用剂量，使用的时候要除以每天使用的次数。而儿童用药，绝大多数是按照千克体重来计算用量的，要准确计算后方可使用。

不良反应

这也是大多数人越看越害怕的部分。尤其是某些进口的西药，单单不良反应可能就会列出一大篇。但就像我之前提到的，列举得详细代表了充分的研究数据。药品毕竟是药品，是药三分毒，虽然说得有点重，但代表了药品的特殊属性，不论是中药还是西药，都存在一定不良反应的发生率。但药品上市之前都要经过复杂的研究论证，那些会发生严重不良反应的药品不会被批准上市。目前国家对不良反应的监控和申报力度很大，若药品上市之后发生了大范围的不良反应，会被及时召回并停止使用。因此，即使说明书中的药品不良反应那么长，家长也不用过于担心，拿不准的地方要充分与医生以及药师沟通。

另外，有些药品说明书中没有不良反应的数据，经常在"不良反应"一栏中标注"尚不明确"，这种情况不代表不会发生不良反应，只能说明该药在此方面没有相关的研究。

禁忌、注意事项

这部分内容建议仔细阅读，尤其是一些特殊人群，如过敏体质患者、运动员、儿童，或者同时患有其他疾病的人群等。"慎用""忌用""禁用"，这三个词的使用警告是递增的，自己拿不定主意的，一定要咨询专业人士。

孕妇及哺乳期用药

特殊人群需要关注。很遗憾的是，大多数药品说明书对于孕妇和哺乳期用药说明得并不详细。究其原因，一方面是因为医学伦理学的限制，不大可能在这些妈妈身上做实验，所以这方面的研究数据并不多；另一方面也是因为很多厂家为了规避风险，索性标注"孕期、哺乳期禁用"，以免惹来麻烦。当过母亲的人都知道母乳对于孩子的重要性，也知道轻易暂停母乳会给孩子和妈妈带来很多麻烦。而目前随着研究的不断深入，很多药物其实是可以在孕期和哺乳期安全使用的。

例如，常用来退热的布洛芬。已经有很多研究表明，在哺乳期短期服用布洛芬并不会对婴儿产生危害，但说明书中却是标注禁用的。而这里面也存在着说明书更新滞后的问题。

总之，对于孕期、哺乳期用药，除了参考说明书，一定要多咨询医生或者药师。妈妈们完全没有必要有病硬扛，但也不要胡乱吃药让宝宝承担风险。

药理毒性和药代动力学、临床试验、药物过量、配伍禁忌等

这几部分内容通常是给专业人士看的，普通百姓并不需要仔细地去研究这些内容。但其中有一个数据对哺乳期妈妈会有帮助。药物在体内大概经过5个半衰期就会完全代谢掉，假如哺乳期妈妈因为某种原因必须用药，而药物又能够通过乳汁对婴儿产生危害，那么就可以利用半衰期来计算一下停奶时间。半

衰期通常标注在"药代动力学"这部分，这个重要的信息哺乳期妈妈一定要掌握。但很多不需要妈妈停止哺乳的药物以及在哺乳期可以安全使用的药物，就不必参考这个数值了。

药物相互作用

同时服用多种药物的人群建议仔细阅读此部分。比如蒙脱石散的"药物相互作用"一栏就标注"同时服用其他药物的情况下要间隔一段时间"。遇到拿不准的情况也可以咨询给你开具处方的医生，这样更加稳妥一些。

贮藏、有效期

需要低温保存的药物要明确具体温度、是否需要避光等。有效期也有讲究，比如有效期到 2018 年 5 月代表有效期到 2018 年 5 月 31 日，失效期为 2018 年 5 月则代表有效期到 2018 年 4 月 30 日。现在的药品大多标注的是有效期。

药品说明书详细记载着一种药品的所有信息，具有法律效力。在储存药品的时候，一定要把说明书和药品一并保存好，否则再次用药的时候就会产生用错药的风险。比如同样成分的药品，不同厂家可能存在规格的差异，有的时候甚至相同的厂家也会有不同的规格。拿目前使用广泛的顺尔宁来说，市面上就有 4 毫克、5 毫克和 10 毫克三种规格，这三种规格的主要识别方式是药盒的颜色不同。如果把药盒和说明书丢掉了，等到下次过敏季节到来时，家里的大人和孩子就特别容易用错药物。

必备疫苗知识有哪些

疫苗问题十分重要，家长该对此应抱持什么样的态度；一类疫苗与二类疫苗有何区别；家长又该如何取舍——这些疫苗必备知识你不得不知！

必打的一类疫苗

随着山东疫苗事件和长春长生疫苗事件的发生，家长们都对疫苗充满了恐慌，同时也对疫苗接种这件事充满了误解。之前网络上还曾出现过鼓吹不要接种疫苗的文章，好在这种"妖言惑众"的帖子很快就消失了。但就在最近，我在一个妈妈群里惊讶地发现，有的妈妈据说已经疏通了幼儿园入园环节，而且不打算给孩子接种任何疫苗了。吓得我赶忙私信她苦口婆心地劝说了一番，也不知道有没有被她当作疫苗销售人员，希望能及时让她改变主意。

这些关于疫苗的负面新闻毕竟是偶发事件，疫苗自发明以来，给人类带来了巨大的收益。可以想象在没有疫苗的时代人们是怎样的朝不保夕，在传染病盛行且没有疫苗的年代生命是多么不堪一击。随着医学的不断发展，已经上市的疫苗早已通过层层严格的筛选。接种疫苗时的不良反应发生率极低，而且很多情况是由疫苗本身固有的特性引起的，不会对孩子造成实质性的伤害。

疫苗引起的不良反应通常包括局部反应和全身反应。局部反应是指注射部位出现的红、肿、热、痛等症状，通常会在注射后 48 ～ 72 小时内消失。而有更少数的孩子也许会产生全身反应，比如发热、腹泻、嗜睡、皮疹等。这些也通常都会在 24 小时之后逐渐缓解。

大家对于一类疫苗的关注度相对小一些，因为它们本来就是国家强制免疫的品种，总归是要按时接种的。孩子上幼儿园之前通常也会常规筛查有没有漏接种的疫苗，如果有的话，幼儿园会提醒及时接种，稍后才可以办理入园手续。但家长对此有适当的了解还是有必要的，常见的一类疫苗有卡介苗疫苗、乙肝疫苗、百白破疫苗、麻疹疫苗、乙脑疫苗、甲肝疫苗、流脑疫苗和脊髓灰质炎疫苗（部分地区会略有差异）等，下面我就写一写常见的几种一类疫苗容易面临的问题。

卡介苗疫苗：这种疫苗用来预防结核杆菌的感染。它与其他疫苗最大的不同在于，很多孩子接种后会出现接种部位的皮肤局部反应。接种卡介苗疫苗后接种处会出现红肿，稍后会形成脓疱，脓疱破溃之后结痂，皮肤表面会有一个瘢痕，俗称"卡疤"，整个过程也许会持续 2 个月之久。但并非所有的孩子都会有这么大的反应，有的孩子接种后与接种其他疫苗后没什么两样。经常有妈妈会问："我宝宝接种卡介苗之后没有破溃留疤的过程，是不是没接种上啊？"答案是否定的，因为破溃本身和接种效果没有必然联系。包括卡介苗在内的所有疫苗的预防能力都不是 100% 的，如果家里出现结核病患者，还是要给孩子做好隔离措施。

乙肝疫苗：我国是乙肝大国，及时给孩子接种乙肝疫苗尤其重要。关于这种疫苗咨询比例较高的问题是孩子黄疸期间是否可以接种。很多疫苗接种机构过于保守，拒绝给黄疸宝宝接种乙肝疫苗，其实这样做并没有科学依据。因为乙肝疫苗的接种禁忌里并没有黄疸这一项，而且按照美国疾病控制中心的建议，乙肝疫苗的第二针需要在宝宝出生之后2个月内接种，否则可能会影响效果。严重的乙肝会导致黄疸，很多人就会自然而然地把黄疸和乙肝疫苗接种视为禁忌，但证据显示，这种担忧是多余的。

百白破疫苗：这是一个三种疫苗的混合体，也就是百日咳、白喉和破伤风疫苗。其中破伤风不是传染病，但是感染的概率很高，而且一旦感染了危险系数较大，所以一并放在疫苗中作为免疫。破伤风也是疫苗中唯一一个非传染性疾病疫苗。接种了破伤风疫苗之后，体内的抗体至少能起到5年的保护作用。也就是说，如果孩子全程接种了百白破疫苗，在最后一针（1岁半）之后的5年内，孩子6岁半之前都不需要再额外接种破伤风疫苗。如果孩子受伤时的年龄超过了6岁半，要根据伤口的程度来具体评估要不要打破伤风疫苗。

麻疹疫苗：发展中国家的麻疹病死率可达到2%～15%，肺炎是麻疹最常见的并发症，也是导致死亡的主要原因。很多孩子注射麻疹疫苗后会有发热的反应，一般不需要特殊处理，大多会在24～48小时之后自行恢复。如果孩子在这期间精神状态不好，或者出现发热以外的其他症状，要及时去医院就医。

乙脑疫苗：乙脑是亚洲常见的病毒性脑炎，蚊子和猪是其主要传播途径。乙脑疫苗有自费和免费之分，目前普遍的观点认为，免费疫苗的优势要大于自费疫苗。这也是比较颠覆以往认知的一个观点，我家丁丁和当当都是接种的免费乙脑疫苗。

甲肝疫苗：目前我国有两种甲肝疫苗，一种是自费的灭活甲肝疫苗，一种是免费的减毒甲肝疫苗，也有部分地区把灭活的甲肝疫苗纳入免费接种的范围。大家可以根据自己的经济实力来选择，丁丁小的时候接种的是免费的，当当接种的是自费的，在不良反应方面没有看出较大差异。

在疫苗这个问题上，妈妈们往往有两种极端的表现：一种妈妈表示随遇而安，根据当地的实际情况选择能接种到的疫苗就好，工作人员提示接种什么就接种什么；另一种妈妈则过度焦虑，深入研究之后反而更加纠结无比，始终想给孩子选择更好的疫苗，并且会埋怨自己所在地区为什么没有。而我所推崇的心态则处于这两种的中间。

因此，孩子接种的疫苗家长还是要了解的，实在遇到拿不准的情况可以咨询一下专业人士。我所在的"问药师"平台上就专门有一项咨询分组是疫苗咨询组，相信里面的老师都可以给妈妈们提供详细且满意的答案。

总之，一类疫苗意义重大，家长们不能轻视，更加不要听信网络上的谣言而不给孩子接种。

二类疫苗知多少

关于二类疫苗，有的家长会有这种误区：一类疫苗是好的，值得接种的；二类疫苗风险未知，否则国家为什么不纳入计划内？

其实，关于疫苗的一类和二类是人为划分的，不存在好坏的问题。每个国家的国情不一样，可供所有孩子免费接种的疫苗品种也有限。我们国家是人口大国，不可能把所有的疫苗都免费给全国的孩子们接种，国家只能在自己的能力范围内，把一些最重要的、性价比最高的挑出来作为计划免疫的范畴，来保证即使是经济不发达地区的孩子也能及时接种这些疫苗。但这并不代表那些需要自费接种的疫苗，也就是二类疫苗，就不值得接种。这里列举了一些常见的二类疫苗，供大家参考。

肺炎

疫苗名称：肺炎球菌疫苗

疫苗种类：23 价多糖疫苗（PPV23）

13 价结合疫苗（PCV13，2017 年年初上市）

接种年龄：满 6 周及以上（13 价结合疫苗）

目前国内可以接种的两种肺炎球菌疫苗制作工艺不同。23 价多糖疫苗对婴幼儿无效，对儿童和成年人的免疫效果也一般，而且维持的时间较短。而13 价结合疫苗可以用于全人群，免疫效果良好，可以维持多年。理论上 23 价多糖疫苗提供的保护要更多一些，但是一般不建议 2 岁以上免疫功能不好的幼儿接种。

世界卫生组织大力推荐儿童接种 13 价结合疫苗，接种越早，收益越大。可惜的是目前这款疫苗缺货严重，妈妈们最好根据预产期提前向接种单位预约，以防错过最佳接种时机。

Hib

疫苗名称：b 型流感嗜血杆菌结合疫苗（Hib 疫苗）

疫苗种类：单独型、四联、五联疫苗

接种年龄：2 月龄及以上

这种疫苗的全称是 b 型流感嗜血杆菌结合疫苗，因为比较拗口，通常称之为 Hib 疫苗。之所以这样叫还有一个原因，就是为了和流感疫苗区分开。是的，虽然 Hib 疫苗中有"流感"两个字，但它和流感疫苗分属于两个种类，是完全不同的。

流感嗜血杆菌容易诱发儿童肺炎和脑膜炎的发生，此外还会增加以下疾病的发病风险：骨髓炎、败血症和一种不常见却异常凶险的疾病——会厌炎。世界卫生组织的调查结果显示，每年全球有 300 万严重感染病例，4 ～ 18 个月的婴幼儿是高发人群。虽说我国目前因此发病的情况并不常见，但是不能排除是检测水平与重视程度不够的原因。

我国常见的 Hib 疫苗既有单独型的，也有包括在多联疫苗中的。我们平时常说的四联、五联疫苗就是综合了四种或者五种疫苗，可以一次性接种，同时获得多种免疫能力。四联、五联疫苗中都包含 Hib 疫苗。这种接种方式的优点是可以减少孩子的皮肉之苦，缺点就是价格较高。

此外，不同月龄的孩子需要接种的剂次不一样。有的妈妈会打算盘，让孩子大一些再去接种，省钱又省事。但请注意，以上提及的病症的高发人群是 4 ～ 18 个月的婴儿，晚接种的意义可能并不大，而早接种确实可以早一些获得免疫能力。

水痘

疫苗名称：水痘疫苗

接种年龄：1 岁以上

水痘疫苗上市已经 20 多年了，其安全性和有效性都是可考的，它引起的反应通常也比较轻微。水痘疫苗适合 1 岁以上的孩子接种，共 2 剂，接种之后可以预防 90% 的水痘发病。注射过疫苗的孩子，即便以后得了水痘，症状也比那些没有注射过的孩子轻。此外，水痘疫苗不仅可以极大程度地保护孩子免于感染水痘，还能防止成年后得带状疱疹。

我曾经和几个研究疫苗的老师探讨过，这种疫苗之所以没有纳入免费的范畴，最主要的原因可能是贵。所有免费疫苗的注射费加起来才 100 元左右，而两针水痘疫苗就要 200 元左右。别小看这 200 元，全中国这么多孩子，正经是一笔不小的开销呢。

水痘和成年人的带状疱疹属于同种病毒，带状疱疹在成年人之间不会传染，却特别容易传染给孩子，演变成水痘。因此，家中如果有人得了带状疱疹，一定要和孩子做好隔离，尤其是1岁以下尚未接种疫苗的孩子。

流感

疫苗名称：流感疫苗

接种年龄：6个月以上

一般在每年10月左右，各地防疫站开始提供流感疫苗的接种服务。流感疫苗会根据最近几年流感病毒株的种类，经过综合分析之后确定疫苗的预防成分。因此，流感疫苗的效力只有不到1年的时间，待第二年10月又会有新的流感疫苗可供注射。

我尤其推荐6岁以下符合接种条件的孩子每年注射流感疫苗。6岁以下的孩子免疫能力相对不成熟，特别是在幼儿园阶段，经常是一个孩子得了流感，全班都跟着遭殃。此外，家中如果有6个月以下的小宝宝，负责看护宝宝的成年人也要注射流感疫苗。如果家庭条件允许，流感疫苗其实是适合各个年龄段人群接种的。最近这几年的流感传播越来越迅猛，所以每年我都会带着全家老小组团去接种。防患于未然吧，因为疾病对每个家庭造成的影响都是不可估量的。

需要注意的是，流感疫苗只对部分病毒引起的流感有效，对普通感冒无效，比如着凉引起的感冒。流感的发病症状远比普通感冒来得迅猛，虽然孩子接种疫苗后对流感的免疫也不是100%，但若不慎得了流感，症状也会比那些没有接种疫苗的孩子轻很多，康复得也会更快一些。

轮状病毒

疫苗名称：轮状病毒疫苗

疫苗种类和接种年龄：2019 年初我国上市了五价轮状病毒疫苗，除特殊禁忌证外建议所有儿童接种。

口服共 3 剂：6 ～ 12 周第一剂，每剂间隔 4 ～ 10 周，第三剂接种不晚于 32 周。

丁丁小时候感染过轮状病毒，不吃不喝、又拉又吐，还引发了高热，遭大罪了。最头疼的是，没有特效药物可以治疗，只能通过护理来等待病程结束，这期间还要谨防脱水的发生。

目前我国对年龄较大儿童不予接种此疫苗，所以有接种打算的家长要尽早预约，以免错过最佳的接种时机。

轮状病毒感染有自愈性，一般情况下 1 周左右就可以自愈，这期间只要家长做好相应的护理工作，发展成严重脱水的情况并不常见。疫苗并不能预防所有轮状病毒的病毒亚型，但可以肯定的是，即便接种之后感染了，症状也会比其他孩子更轻一些。

手足口病

疫苗名称：手足口病疫苗（EV71 疫苗）

接种年龄：6 个月到 3 岁

6 个月到 5 岁（根据疫苗的生产厂家规定的年龄接种）

手足口病疫苗主要针对会引起重症手足口病的 EV71 病毒形成免疫，是中国自主研制的。基于手足口病在我国的高发病率，孩子很有必要考虑接种。

手足口病的高发年龄为 5 岁以下，每年 4 ～ 6 月是高发期，没有特效药物可以治疗，但大多数具有自愈性，1 周左右可以痊愈。只是后期嘴巴里面的疱疹破溃，会让孩子经历几天的拒食期。3 岁以下的孩子一旦感染手足口病毒，发生重症手足口病的概率较高，需要密切观察孩子的状态。

二类疫苗既然是国家让个人按照自己意愿接种的，就说明其所预防疾病的严重程度和传播率要比一类疫苗所预防的病小很多，而且有些疾病也是可以自愈的，比如水痘、流感和手足口病。但是，这些疾病也同时存在演变成多种严重并发症的风险，就像每年因流感并发严重肺炎的孩子并不在少数，水痘也可以引发严重的皮肤感染、大脑水肿以及肺炎。

疫苗也是药品，接种后可能会产生不良反应。严重的不良反应也会有，但那是发生率极低的事情。而且疫苗的审批上市环节是极其严格的，因为那一点点的概率就不给孩子接种任何二类疫苗，这种谨慎付出的代价未免也太大了。不听信谣言，科学接种疫苗，家长们在育儿这条道路上不断攻克各种知识，这样才能带给自己一份淡定，带给孩子更多安全。

准妈妈的疫苗问题

我们国家整体上在疫苗接种方面意识比较薄弱。之前我在丁丁的家长会上跟几个要好的家长做过一个小型调查，虽然是小规模的，但也让我着实惊讶了一下。我一共问了 5 个家长，全部没有给孩子接种过二类疫苗，都是免费的就打，额外交钱的一律不打。接着我又和大家探讨了宫颈癌疫苗的问题，大家纷纷表示自己年纪大了没啥必要，其中还有两个打算备孕二胎的妈妈和一个正怀着二胎的妈妈。这些准妈妈纷纷表示从来没有想过接种疫苗的事。因为不懂，所以本着没有举动就没有伤害的大原则，通通不将其列在考虑范围之内。家长会结束之后，我专门请大家吃了个饭，一方面感谢大家配合我的"答记者问"，另一方面也想把这些疫苗的相关知识传播给她们。

总的来说，疫苗可以简单地分为两种："活"的疫苗和"死"的疫苗。顾名思义，"死"的疫苗就是没有活性的疫苗，也叫作灭活疫苗，大部分孕妇可以接种。而"活"的疫苗只有保留了部分的活性，才能在人体内起到免疫接种的作用，出于对胎儿的保护，通常禁止妈妈在孕期和备孕期接种。常见的"活"疫苗有麻疹疫苗、风疹疫苗、腮腺炎疫苗、水痘疫苗、卡介苗疫苗、脊髓灰质炎疫苗等。即使灭活疫苗孕期接种安全，也不建议有什么就去接种什么，只需要选择那些对孕期有帮助、收益明显大于风险的来接种就可以了，比如流感疫苗、乙肝疫苗和百白破疫苗等。

流感疫苗

流感疫苗在备孕期和孕期都可以接种，也是建议接种的。设想一下，如果孕期得了流感，准妈妈就会很纠结：如果不用药物，流感的严重并发症发生的概率就很高，流感病毒也很可能会带来流产的风险；如果使用药物，药物的安全性也是个问题，抗流感病毒药物目前在孕期的使用数据很有限，曾经有报道显示有些药物还会增加流产的风险。这种情况真是让人左右为难，可如果准妈妈接种了流感疫苗，就会坦然很多。即使它达不到100%的预防效果，也能在很大程度上起到保护作用。而且即便准妈妈不幸中招，得了流感，接种过疫苗的人也会比没有接种过的症状更轻一些。

如果孕期接种了流感疫苗，疫苗的保护期为6～12个月，也就是说宝宝出生之后，妈妈仍然有一段时间是处于被保护状态的。这里还有另外一个重要的知识点，6个月以内的孩子是无法接种流感疫苗的。因此，妈妈接种的同时对宝宝来说也是无形中的保护，其实如果家里有新生儿即将出生，我通常会建议所有的家庭成员都去接种流感疫苗。如果妈妈孕期没有接种流感疫苗，且不幸感染了流感，该怎么和孩子隔离呢？尤其是母乳喂养的宝宝，生过孩子的人都知道这几乎是不可能的事情。

乙肝疫苗

我国是乙肝大国，而乙肝疫苗并不是终身免疫的。也就是说，我们小时候常规接种的乙肝疫苗，或者大学期间体检后接种的乙肝疫苗在怀孕期间很可能已经失效了。为了安全起见，我建议有备孕打算的姐妹在怀孕之前检查一下乙肝五项，如果抗体为阴性或者数值过低，就要考虑额外接种乙肝疫苗。

如果准妈妈在怀孕之前开始接种乙肝疫苗，怀孕期间可以完成后续的疫苗接种；如果之前没有接种过乙肝疫苗，HBsAg阴性且感染高风险的孕妇，也应该及时接种乙肝疫苗。

百白破疫苗

这个疫苗里面含有破伤风、白喉、百日咳三种疫苗，其实准妈妈主要需要的是百日咳疫苗。但由于百日咳没有专门的疫苗，另外两个就被打包一并纳入推荐之列。百白破疫苗是目前唯一强烈建议在孕晚期（怀孕后3个月）接种的疫苗，因为接种之后可以保护宝宝在出生之后和接种疫苗之前这段时间内免受百日咳的感染。不要小看百日咳，有资料显示，在美国小于6个月的婴儿因百日咳死亡人数占所有百日咳死亡人数的90%以上。因此，如果准妈妈在过去10年都没有接种过这个疫苗的加强针，建议在孕27～36周去接种百白破疫苗。

宫颈癌疫苗

宫颈癌疫苗上市时间较短，很多的研究数据都不是很充分，虽然没有证据显示接种宫颈癌疫苗对胎儿有害，但是也没有证据证实它是绝对安全的。因此，目前为止不建议孕期以及备孕期的准妈妈接种。但如果准妈妈已经在备孕期接种了，也不建议因此而考虑流产，稍后在孕期不要继续注射，等到孩子出生之后再继续接种完余下的针就可以了。

09

孕期妈妈用药有讲究：胎宝宝的用药安全

备孕期和孕期的准妈妈往往用药十分谨慎，很多时候更是生病硬扛。其实这中间存在很多误区。

时光如水，转眼间我已经在工作岗位奋斗 15 年了，早已从新人熬成了旧人，看着单位里每年新入职的小姑娘个个精力旺盛的样子，也只有羡慕的份儿。这些女孩子白天努力工作，晚上还要熬夜写论文、报课题、抄读文献，很多时候都是三餐随意、没有保障，睡眠不足就用咖啡来顶。就连生病了也不肯耽搁，大把的药物往嘴里塞，只要是见效快的都尝试一下。用她们的话来说就是，年轻的时候不努力，难道要等到老了吗？想让她们改变现状，恐怕只有一种情况——

如果一个妹子突然不熬夜了，白天上班开始带水果了，而且感冒的时候再也见不到琳琅满目的药盒，取而代之的是不断给自己灌热水喝，那么她十有八九不是已经怀孕了，就是在准备怀孕的路上。

虽说都是专业人士，但是大家平时接触的细分领域各有不同，很多医生在备孕期用药这件事上也很盲目。备孕期的准妈妈，对于自己的用药一定要重视，否则接触了不该接触的药物就会悔之晚矣，然而生病过程中如果本该服用药物而没有服用，则有可能延误病情，对备孕同样会造成一定的影响。因此，一定不要小看备孕这件事！

备孕期绝对要避开的药物

这里虽然强调了备孕期，但备孕期需要禁止使用的药物，在孕期同样需要禁止。只不过准妈妈们一旦备孕成功，对于用药这件事就一定会打起十二万分的精神去面对。甚至有人不管在什么情况下，把药物都视作毒药一般，一律拒绝。因此，比起孕期，备孕期往往是女性更容易忽视的环节。尤其处于育龄期但暂时没有要孩子打算的女性，意外怀孕的时候往往会因为服用了某种药物而纠结万分。这一节虽然打着备孕期的"幌子"，但还是建议所有育龄期的姐妹们都来关注一下，毕竟生育政策逐渐放开的今天，谁也不知道自己的想法会不会随时转变。下面我要开始"洗脑式"地灌输以下两种禁用药物。

利巴韦林

利巴韦林，俗称病毒唑。这个名字很容易让人以为这是个万能药，因为日常生活中的大部分常见疾病都是由病毒引起的。很多老人还保持着传统思维，家里也会经常备一些这种药。但活生生的事实是，在面对日常疾病的时候，这种药物几乎是没有任何疗效的。而且对于育龄期女性来说，它还有一个很致命的危险——严重的致畸性。

美国食品药品监督管理局（FDA）早就对利巴韦林的不良反应发出过警告，它声明利巴韦林对胎儿有致畸性，即使接触低于治疗剂量1%的剂量，也有可能会导致胎儿畸形。国外也曾有明文规定，怀孕中的医务工作者要避免为患者操作利巴韦林的雾化吸入。考虑到它的高致畸性和在体内的蓄积性，医疗人员通常会建议使用过本品的人群，不论男女都需要在停药之后至少避孕半年。同时为了稳妥起见，对于可能怀孕的情况，至少要采取 2 种以上的避孕方式。

利巴韦林在中国滥用的情况非常广泛，我经常会遇到身边的人时不时拿出这种药物来咨询。就在前阵子，我还和丁丁一个同学的妈妈进行了一次比较揪心的对话。

这位妈妈已经有一个女儿了，但最近又意外怀孕了。全家人高兴得很，觉得这个宝宝来得很合心意。但妈妈在网络上无意发现了利巴韦林致畸的文章，于是跑来问我。她说老大 1 个月之前感冒，医生给开了利巴韦林的含片，她当时想尝试一下这种药的味道如何，来判断一下孩子可不可以接受，于是塞了一片到嘴里，稍后十几秒就吐掉了。但就这短短的十几秒，变成了她现在的噩梦。在跟她交流的过程中，其实我的内心也是很纠结的，我给她分析了这种药物，也跟她解释了这十几秒钟的含服是不能忽略的事实。后来几天她多次在微信上跟我探讨，说上网查了资料，有的妈妈之前也有过类似的情况，但稍后生出的胎儿是健康的。我十分理解她的心情，哪个母亲都不愿意主动放弃自己的孩子。而且她目前处于大龄孕妇的阶段，这个孩子放弃了，以后还有没有怀孕的机会都很难说。归根结底，这个决定还是要她自己来做。

利巴韦林在我国有很多种剂型，包括滴眼液、滴鼻液、片剂、分散剂、胶囊剂、颗粒剂、注射剂和气雾剂等。而在美国，利巴韦林目前只有雾化和口服两种给药方式。这种药物在很多国家都有非常严格的限制，除了特殊的用药交代之外，有的国家甚至还会要求使用这种药物的患者开具未孕证明。而我们国家这种药物的使用现状却是触目惊心的。

早在几年前就有新闻爆料，有的幼儿园每天常规给孩子服用利巴韦林来预防感冒，更有中学曝出在游泳课后学校给孩子常规滴利巴韦林滴眼液来预防

"红眼病"。而在咨询的过程中，我也遇到过不少给孩子使用利巴韦林来治疗感冒、疱疹性咽峡炎的情况。另外，还有很多用利巴韦林注射液来给孩子雾化的案例，这些通通都是滥用。而相比于孩子这个容易被关注的群体，备孕人群是最容易被忽略的用药人群。

维 A 酸

这类药物目前被广泛用于皮肤病的临床治疗，在育龄女性之中使用得比较多的情况便是治疗痤疮，也就是常说的"青春痘"。这类药物常见的有维 A 酸、异维 A 酸、维胺酯、阿维 A 酯、阿维 A 等，通常都会有"维"字和"A"字，但也有例外，如阿达帕林和他扎罗汀。面对这些拗口的名字人们是很难记住的，如果你在备孕期有皮肤方面的问题，一定要和医生事先沟通好。即便得了痤疮，也不是只有这一类药物可以选择。在必须使用这类药物的情况下，使用者要明确，如果口服维 A 酸或者异维 A 酸类的药物，至少需要避孕 3 个月；如果使用外用的药膏，也要至少避孕 1 个月。而像阿维 A 酯这种半衰期更长的药物，要求避孕的时间也会更长，即治疗停止后至少 2 年内都需要采取避孕措施。因此，有些要求严格的国家在使用这类药物之前，甚至还会强制性地给患者做妊娠试验。在确保排除妊娠情况之后，权衡利弊之下才会给患者使用。

除了以上 2 种药物，还有一些是孕期以及备孕期间禁用的，比如曾经引起历史上极为轰动的"反应停"事件的药物——沙利度胺。这个 20 世纪 50 年代上市的用来缓解孕吐的药物曾经在欧洲被广泛使用过，很多服用过的妈妈稍后生出的胎儿都存在严重的畸形，这些孩子的手脚比正常孩子的短很多，有的甚至没有发育成手脚的样子，只有一截残缺的肢体。因为形似海豹，人们给这样的孩子起名为"海豹儿"。"反应停"和"海豹儿"曾经给无数个孩子和家庭带来了惨痛的代价，而这种药物后来也被禁止用于缓解孕吐，目前只被用于一些罕见的情况，如瘤型麻风等。

历史不断进步，新药层出不穷。找出这些典型药物的目的不是吓唬大家，也不是说女性今后在备孕期或者孕期拒绝使用一切药物就绝对安全了。我只是帮助大家提高警惕，这些能躲开的"坑"要尽量地躲开。而真正用来治病的必须用药，该用还得用。实在拿不准，务必咨询一下专业人士，毕竟"孕事"对于每个家庭来说，都是头等重要的大事！

药师小提醒
TIPS
备孕期使用药物的原则

一、尽量不用中成药物。中成药物在孕期没有使用数据，备孕期的安全性也是未知的，为稳妥起见，应该尽量避免承担这个风险。

二、尽量选择含单独有效成分的药物。比如感冒发热，可以选择单独成分的退热药对乙酰氨基酚，不要吃复方的感冒药，即同时含有 2 种及以上成分的药物。很多早孕反应表现出来的症状类似于感冒，孕妇在不知道怀孕的情况下服用复方感冒药的现象非常常见，而复方感冒药里面的有些成分很可能会对胎儿造成影响。

三、生病了不要自己在家乱用药。去医院就诊的时候一定要事先跟医生明确自己正处于备孕期。

孕期常见症状的用药原则

怀胎十月，这个过程中准妈妈难免会遇到生病的情况。由于大部分人对药物知识了解不多，所以往往在怀孕期间通通采取"水疗法"，也就是不管什么病一律通过多喝水的方式来促进恢复。某些疾病症状，如咳嗽、咳痰等，适当地多摄入液体确实会促进痰液的稀释和排出。但有些比较严重的疾病，如严重的细菌性上呼吸道感染，一味地喝水不但不能解决问题，而且可能会造成疾病的延误。

前面我也提到过，目前很多药物在怀孕期间的使用数据可供参考的资料很多。如细菌感染，青霉素类抗生素、头孢类抗生素在孕期都是可以考虑使用的，对孩子造成伤害的风险也很低。而如果孕妇一味地"硬挺"，有时候会使症状加重，倒是更有可能给准妈妈和孩子的健康带来威胁。

因此，孕期不是不能吃药，而是要有选择性、有针对性地用药。这里介绍几种常见症状的孕期用药原则，供大家参考。

发热

发热严格来说不能算作疾病，它和咳嗽一样只是一种症状，可能由很多原因引起。普通感冒、流感、急性胃肠炎、泌尿系统感染等都有可能引起发热，所以发现发热的同时还要观察一下自己有没有其他症状，必要的时候在医生明确了发热原因之后，再有针对性地选择药物治疗。单纯就发热这个症状而言，孕期退热药物首选对乙酰氨基酚，也就是常说的扑热息痛。对乙酰氨基酚是种老药，老药的优势就是可供参考的用药数据和资料很多，这也是国际上普遍认可的怀孕期间可以使用的退热药。如果使用退热药物超过 3 天仍然不能自主退热，要及时去医院就医。

与此同时，扑热息痛顾名思义，既能"扑热"也能"息痛"，怀孕期间的疼痛症状也可以用它来缓解，如不能忍受的头痛、喉咙痛、肌肉酸痛等。但前提是要先明确引起这些疼痛的原因是什么，因为解热镇痛药实际上没有什么治疗作用，只能缓解疼痛的症状。

咳嗽

咳嗽在很多时候属于机体自我保护的一种方式，人们通过咳嗽将气管内的细菌、病毒、痰液等排出体外。盲目地服用止咳药物有时候不但不会对身体的康复起到帮助作用，还会妨碍这些废物的排出，进而延缓疾病的康复。而且实际上也没有任何孕期可以安全使用的镇咳药物可以选择。很多妈妈喜欢在咳嗽严重的时候吃两片甘草片，总觉得中药成分相对安全一些。其实这里面是有"坑"的：一方面，中药在孕期使用的数据都是缺失的，"尚不明确"并不代表绝对安全。吃了以后胎儿没事也不能说明不存在潜在的影响。另一方面，中药的成分还真不是绝对安全的。就拿甘草片来说，市面上大部分是复方甘草片，里面除了甘草之外，还额外添加了阿片粉。所谓的阿片就是鸦片，大家都知道鸦片属于毒品，但其实它也可用作止咳和镇痛。为了镇住小小的咳，让孩子承担毒品的风险未免有些得不偿失了。

普通的咳嗽是疾病康复的重要过程，建议大家可以考虑先采用物理化的方式来缓解症状。比如，可以把室内相对湿度调整到55%，这个湿度有利于呼吸道疾病的治愈。又比如，可以适当地多饮用一些液体，某种程度上可以达到稀释痰液的目的。真的咳嗽得特别厉害影响到睡眠和生活了，可以考虑含服一小口蜂蜜，大概2～5毫升的样子。有研究显示，蜂蜜的止咳效果是很确切的，而且里面没有什么药物成分，服用起来比较安全。但也别喝得太频繁，毕竟蜂蜜的糖分含量还是比较高的，吃多了容易抑制食欲。

如果普通感冒超过 2 周还不见缓解，或者没超过 2 周，开始出现喘息、胸痛、呼吸困难等情况，要及时去医院就医。

鼻塞、流鼻涕

这里推荐准妈妈使用生理海盐水鼻喷雾。鼻腔是一个相对密闭的环境，人们平时的处理方式除了擤鼻涕，似乎也没什么太好的办法。洗鼻壶的操作难度高，舒适程度差，所以这个时候生理海盐水可以帮准妈妈解决大部分的问题。如果准妈妈本身有过敏性鼻炎，也不要排斥外用的鼻用激素类制剂。虽然它是药物，还含有激素，但是药物的浓度很低，而且属于鼻腔外用药物，短期使用吸收进入体内的量是可以忽略的，也不会给胎儿带来不良影响。

皮肤相关疾病

湿疹、脚气等疾病也是孕期经常会遇到的。大部分外用药膏，如脚气膏、湿疹膏等在孕期使用是安全的，因为它们通过皮肤渗透进入血液的量是几乎检测不到的。选择的时候要注意看有效成分，尽量选择成分单一且来自正规药店的药物。不要道听途说买一些中草药药膏，或者声称纯天然的药膏。里面的成分复杂，安全没有保障不说，万一用了之后引起皮肤过敏，会带来很多不必要的麻烦。

胃肠炎

大多数的急性胃肠炎都是病毒引起的，只需要对症治疗即可，一般情况下不需要额外服用抗病毒药物甚至抗生素。如果腹泻、呕吐严重，可以考虑喝一些口服补液盐Ⅲ，一方面可以缩短病程，另一方面还能降低脱水的风险。口服补液盐里的成分是人体内本来就存在而且会需要的成分，正常剂量补充不会对孩子造成伤害。

刚开始腹泻一般不建议立刻使用止泻药物，因为腹泻的过程有利于将肠道内的毒素排出。如果腹泻严重，医生确诊之后明确没有大碍，可以考虑服用蒙脱石散来止泻。蒙脱石散在胃肠道内几乎不被吸收，孕期使用较安全。

如果在家观察期间症状不见缓解，甚至出现便血、腹痛剧烈、吐血等严重情况，务必及时去医院就医。怀孕期间腹泻严重，有可能刺激子宫收缩，进而有导致流产或者早产的风险。因此，准妈妈感觉不对劲的时候一定要及时就医。

便秘

在准备怀孕之前就有便秘习惯的姐妹需要注意了，最好在备孕期将便秘调整好，否则可能会面临孕期便秘加重的风险。孕期便秘首选饮食和生活方式上的改善，比如多吃一些粗纤维含量丰富的食物、适当地锻炼身体增加胃肠道蠕动、每天早上养成定期排便的好习惯等。如果症状实在得不到改善，可以考虑服用乳果糖口服溶液来过渡一下，服药期间同样不能忽视饮食的改善。除非万不得已，不建议使用开塞露，因为它可能会产生肠道刺激症状进而诱发宫缩的发生，与之前说到的腹泻一样，可能会增加早产或者流产的风险。

不知道怀孕的情况下吃了药，孩子能要吗

我在咨询中曾经遇到过这样一个案例：一位女性朋友在不知道自己怀孕的情况下使用了左氧氟沙星注射液。确定怀孕之后，所有的医生都明确告诉她这种药不建议在孕期使用。她当时抱着一线希望找到了我，并且说自己已经35岁了，之前一直想要孩子都没成功，家里对这个孩子充满了期待。我充分分析了她的情况之后，告诉她这个孩子可以考虑保留，但稍后如果出现流产症状则

尽量不要保胎。因为第一，她用药期间正好符合"全或无"理论期。第二，左氧氟沙星会对胎儿的骨骼发育产生影响不假，但结合着孩子的生长发育过程和用药时间来看，她使用药物的时候孩子并没有进入骨骼发育期，那自然也谈不上对骨骼的影响。后面的第三、第四我还没说，这位准妈妈就已经高兴地站起来了。

将无数人从纠结中解脱的"全或无"理论

一般从末次月经第一天开始往后数 28 天（通常参考月经周期），准妈妈们服用的药物、接受的放射线检查等对胎儿造成的影响可以分为两种结果：第一种是这些因素对孩子造成了"全部"的影响，那么这个孩子会自然流产流掉；第二种则是孩子"没有"受到任何影响，正常生长下去。这就是目前国际上普遍公认的"全或无"理论。这个理论给很多在并不知道怀孕情况下使用了药物的妈妈们吃了颗定心丸。话虽如此，但也不能大意，因为"全或无"理论只针对大部分药物，并不是全部。像之前给大家反复提过的利巴韦林和维 A 酸这种有高致畸性的药物就是例外。

虽然有这个理论来给准妈妈们吃定心丸，但千万别忘了，这个理论有两方面，毕竟还有一部分概率会产生"全"的效果，也就是孩子可能受到了药物的影响，存在发育缺陷，最终会以自然淘汰的方式离开你。因此，在备孕期使用药品，还是小心为上。因为凡是能用到这个"全或无"理论的情况都是无奈之举，谁也不愿意让孩子承担哪怕一点点的风险。

用药时间超出了"全或无"的覆盖怎么办

对于那些用药时间在末次月经往后 28 天之外的情况，大家往往会进入新一轮的纠结中。这个时候恐怕就要寻求专业人士的帮助了，目前很多药物在孕期可供参考的使用数据都很多，专业人士可以从这种药物在体内的代谢情况、药物穿透胎盘的能力、药物的服用剂量和时间，以及药物具体会对孩子产生怎样的影响等诸多方面去分析孩子可能受到伤害的概率有多大。

大家在查询日常药物的时候，可以下载"用药助手"这个应用程序，这是个免费的中文软件，里面几乎能查到目前市面上所有的药品。常用的西药会在最上面一栏标注孕期和哺乳期的使用安全分级。假如你使用的药物上面标注了妊娠 A 或者妊娠 B，那多半就不用担心了，这代表这种药物即便在已经怀孕的情况下也是可以权衡利弊考虑使用的。遇到 C 以及以上分级的药物也不用过于担心，之前那个案例中提到的左氧氟沙星就被归类为 C 级，可是经过专业的分析之后，它对孩子的伤害同样在可接受的范围内。

当然，目前国际上妊娠用药的 ABCDX 分级已经不作为专业人士的主要参考了，取而代之的是更细致、更全面的个体化药物分析。但是对于普通读者来说，这个分级仍然是大家获取这方面知识的主要来源，在某种程度上，它也可以让我们通过自己的初步判断来分析这种药物对孩子的危害程度。然后为稳妥起见，还是要咨询一下专业人士。

在这个高速发展的社会，信息的便捷能帮人们解决很多生活上的烦恼，也节约了很多时间。因此，遇到不确定的情况，准妈妈们不要自己胡思乱想，专业的事交给专业的人来做即可。

备孕期和孕期如何选择补充剂

随着经济的飞速发展，人们的生活水平也在日益提高。表妹近期打算备孕，跟我咨询备孕期需要做哪些准备。她说家里显然已经把她当作大熊猫一般供养，除了每天特殊的营养食谱，妈妈和婆婆还给买了一大堆的营养品，声称这些都是在很多过来人身上讨到的秘籍。谁谁家怀孕吃了这款产品之后，孩子 1 岁半就会背古诗了；谁谁家备孕的时候吃了这款产品，孩子 2 岁之前没生过病。这家孩子 10 个月就会走，那家孩子生下来就会笑……听得晕头转向的我立马打住她，说："你把这些'神药'发给我吧，我给你看看再说！"

发过来一看，好家伙！除了一些维生素补充剂，还有很多营养品，大部分是海外代购的，成分暂且不说，连购买途径都没有办法保证是正规的。大大小小的奶粉、胶囊、口服液将近七八种，我说："如果你把这些都吃进去了，孩子以后会不会背古诗我不知道，我觉得你可能连正常的饭都吃不下去了。而且这里面有好多种成分是重复的，同时使用有过量的风险。"我挨个帮她分析了里面的成分，并对比了孕期、备孕期推荐的摄入剂量，指出同类品种只选择一种就可以。我帮忙去粗取精地解决了这个"大工程"之后，表妹反倒犯难了。这些都是妈妈和婆婆送的，吃哪个不吃哪个啊？如果不吃，会不会让老人不开心呢？我笑了笑，这个难题我可帮不了她。其实老人们都是好心，相信讲明白道理之后大家都会理解的。下面，我就跟大家好好说一下孕期和备孕期到底该补些什么。

备孕期补充叶酸可以预防胎儿畸形

叶酸可以预防胎儿出现神经管畸形，所以是备孕期首先考虑要补充的物质。目前关于叶酸的补充时间说法不是很统一，但普遍比较认可的说法是，至少要在怀孕之前的 3 个月到怀孕之后的 3 个月每天补充 400 微克的叶酸。生育过脊柱裂和无脑畸形儿的准妈妈建议每天补充 800 微克叶酸。由于市面上有两种规格的叶酸，所以在选择的时候一定要和药房的工作人员说清楚你要的是备孕期还是怀孕期间服用的叶酸。而治疗剂量的叶酸含量是 5 毫克，大概是预防剂量的十几倍。但其实现在大多数人选择的是孕妇专用的复合维生素，这方面的风险也就很少面对了。

400 微克的叶酸是预防剂量的，即便在没准备怀孕的女性人群中也是被推荐的，长期服用不会对身体造成什么伤害。考虑到大多数情况下的怀孕都是突然降临的，所以美国疾控中心甚至曾建议育龄期的女性每天都补充 400 微克的叶酸，我通常推荐大家从有备孕这个打算时就开始服用。如果是意外怀孕，从发现怀孕之后开始补充也是可以的，不用过于纠结补充时间的问题，因为补充了就比没有补充要好一些。

备孕期补充碘可以影响胎儿的神经和大脑发育

英国的一项研究调查曾经发现，儿童智商水平的下降与妈妈孕期以及备孕期轻微的碘缺乏相关，说白了就是缺碘会直接影响智力的发展。通常建议从备孕期开始，在正常碘盐的基础上每天额外补充 150 微克的碘。这是一个常规的预防性补碘的剂量，也是非常安全的剂量。但如果准妈妈本身存在甲状腺疾病，还要具体情况具体分析。

孕期补充铁、钙、维生素 D 和 DHA

对于备孕期的准妈妈来说，碘和叶酸是相对比较重要的元素。而对于孕期妈妈来讲，除了以上两种之外，还需要额外关注铁、钙、维生素 D 以及 DHA 的摄入，因为这些元素在孕期比普通人群的需求量要更大一些。

铁

我们国家孕期缺铁性贫血的发生率非常高。尤其是孕晚期缺铁的准妈妈，有可能会导致婴儿面临贫血的风险。孕期每天推荐摄入的铁元素含量为 20 ~ 30 毫克。建议首先从饮食中来获取铁，红肉类的食物，如猪肉、牛肉、羊肉等就是铁的良好来源，而且相比于植物性食物，动物性食物里面的铁更容易被吸收。

钙和维生素 D

孕期每天的钙推荐摄入量是 800 毫克。准妈妈要总结一下自己的饮食习惯，如果平时不挑食，鱼、肉、蛋、奶都有摄入，缺钙的风险其实并不高。打个比方，如果每天喝 250 毫升的牛奶，其中含钙大概 300 毫克，这就已经超过 1/3 的钙需求了。肉、蛋、奶中的钙质很丰富，再加上一般的复合补充剂里都会含有 200 毫克左右的钙，满足每天 800 毫克并不是什么难事。如果晚上可以再喝上一杯奶，缺钙的风险就更低了。但如果孕妇本身对各类奶制品特别排斥或者过敏，再加上对其他食物也很挑剔，那么除了一般的复合维生素，还需要单独补充钙制剂。孕期容易便秘，额外服用钙制剂有可能会加重便秘的风险。因此，如果能食补的话，自然是最佳选择。维生素 D 在孕期的需求并不会比平常人多，同样也是每天 400 国际单位就可以满足需求了。

DHA

DHA 对胎儿的大脑和视网膜发育有非常重要的作用，而且无法自身合成，只能通过饮食来摄取。孕期建议每天摄入的 DHA 量为 200～300 毫克，比较推荐的来源是饮食补充，比如怀孕期间每周吃 2 次海产品，基本上就可以满足准妈妈们对 DHA 的需求。选择海产品的时候要尽量避免选择大型鱼，因为这类鱼会有重金属超标的风险。比较推荐的海产品有海鲈鱼、沙丁鱼、三文鱼、吞拿鱼、贻贝、虾类等，这些都是低汞高 DHA 的品种。现有的研究对于孕期是否需要额外使用 DHA 补充剂是有争议的，有的研究显示它的收益大于风险，有的研究则显示用不用在稍后对孩子的长期随访中并没有什么显著差别。我的建议是，饮食补充自然排在第一位，如果饮食实在满足不了，那就选择一个靠谱的品牌来额外补充吧。

备孕期以及孕期的复合补充剂该如何选择

其实备孕期和孕期的营养素补充并没有太大差别，所以没必要分得那么清楚。嫌麻烦的话，通通可以用孕期品种代替。而市面上琳琅满目的孕期复合维生素补充剂太多了，作为非专业人士本来就看不太懂，有的品种还是亲友介绍的海淘产品，到底该怎么选呢？这里我给大家总结了几个要点。

一看叶酸。普通人通常选择含量为 400 微克左右的叶酸品种就可以了，而生育过相关畸形胎儿的高危人群要选 800 ～ 1 000 微克含量的叶酸。

二看碘。如果是沿海地区的居民，经常吃海产品，平常吃的也是加碘盐，可以选择碘含量低甚至不含碘的品种。如果是处在内陆地区的居民，在日常食用含碘盐的基础上，也要额外选择含碘的复合维生素，市面上常见的品牌含碘量为 220 毫克和 150 毫克。如果准妈妈本身患有甲状腺疾病，要和医生充分沟通，如果医生认为我们需要限制碘的摄入，那就要考虑选择不含碘的复合维生素。

三看维生素 A。维生素 A 在孕期的推荐摄入量是每天 800 微克，大概相当于 2 000 国际单位。过量的维生素 A 可能会引起胎儿畸形，但是一般的维生素补充剂不会有这方面的风险。通常建议孕期每天的补充剂量不能超过 10 000 国际单位，每周不能超过 25 000 国际单位。如果准妈妈平时喜欢吃肝脏类的食物，就可以选择维生素 A 含量低或者不含维生素 A 的品种。如果准妈妈本身是维生素缺乏人群，比如有夜盲症，可以选择一些含维生素 A 高的品种。

四看铁。铁在孕期和备孕期的储备十分重要，建议准妈妈在备孕之前检测一下是否有缺铁的风险。如果轻度缺铁或者饮食中较少摄入肉类，推荐选择含铁高的品种，比如含铁 60 毫克左右的复合补充剂。严重缺铁的准妈妈还需要额外补充铁剂。市面上常见品种的含铁量从 10 毫克到 60 毫克不等。体检正常的准妈妈在满足饮食的基础上，每天额外补充 30 毫克左右的铁就基本可以满足孕期的需要了。

五看钙和维生素 D。复合补充剂中钙含量从 100 毫克到 250 毫克不等。如果饮食中摄入钙质较少，可以选择含钙量高一些的品种。但是孕期推荐的每天钙摄入量是 800 毫克，不能把所有的补钙希望都寄托在复合补充剂上，因为这个量是远远不够的。复合补充剂中维生素 D 的含量通常在 200～1 000 国际单位。孕期推荐的每天摄入剂量是 400 国际单位，如果准妈妈生活在日照较少的地区或者户外活动较少，可以选择维生素 D 含量相对高一些的来补充。

以上五方面是准妈妈在选择复合补充剂时需要重点看的，除此之外的成分基本大同小异，而且大多数从食物中也可以获得，属于孕期和备孕期相对来讲不那么不可或缺的补充成分，可以暂且忽略。

哺乳期妈妈有病不用扛：婴儿期的被动用药

同样用药十分谨慎的哺乳期妈妈其实也存在很
多用药误区。很多药物其实可以在哺乳期安全
使用，妈妈们不用有病硬扛。

哺乳期妈妈生病，该用药时须用药

由于近些年来母乳喂养的广泛宣传，新妈妈们对母乳喂养的认识也达到了前所未有的高度。但妈妈们在哺乳和奉献的同时往往忽略了一件事情，那就是更好地照顾自己。

事实上，只有妈妈好，才会产出高质量的乳汁，才会在哺育的过程中双方都处在一个享受的状态。现在关于各种哺乳期饮食方面的谣言已经被"撕"得差不多了，妈妈们在饮食方面也已经开始逐步放开手脚，大胆尝试了。

但是，一旦遇到药物的问题，妈妈们依然无法说服自己，尤其是看到药品说明书中那些不良反应，更是吓得把药物远远地扔到一边。为了不影响宝宝，妈妈们宁可自己忍着病痛，也坚决不吃药。

我之前就在临床看到过这样一位哺乳期的妈妈：本来她得的就是由普通感冒引发的上呼吸道感染，在已经明确细菌感染的情况下，医生给她开具了头孢类的抗生素，可是这位妈妈一听说是抗生素，觉得会对乳汁产生影响，就坚决不吃。后来硬生生地把病拖到了肺炎住院，这期间给妈妈和孩子造成的损失也更大了。

随着科学研究的不断深入，有很多证据证实大多数药物在哺乳期都是可以安全使用的，而有时候生病了硬挺着不吃药，疾病发展起来对乳汁的影响恐怕要比药物本身的影响大得多。

药物进入乳汁的过程是怎样的呢？很多人想象的情况是，我吃了一口冰激凌，带着冰镇口感的冰激凌会瞬间进入乳汁，孩子喝了"冷奶"，就极有可能引起腹泻。其实这可能只是小说中才会有的荒唐情节。

药物和食物进入乳汁的原理差不多。以口服药物为例，药物进入妈妈的消化道，吸收后进入血液系统，通过血液系统进入乳汁，再通过乳汁进入宝宝的消化道，通过宝宝的消化道吸收进入血液，进而才会对宝宝产生药物相关的影响。

仅仅就妈妈的血液进入乳汁这一环节而言，研究表明大多数药物只有不到5%的量会进入乳汁。那么此间经历了这么多个环节，每个环节的药物量又都有"损耗"，其实真正进入孩子体内的药物量是很少的。

由此可见，其实大多数的药物哺乳期妈妈都可以安全服用，所以再次划重点：哺乳期妈妈有病不用扛！

药品说明书的滞后性和保守性

大多数药品的生产厂家为了规避风险，往往都会在说明书中标注着"哺乳期禁用"或"哺乳期慎用"或"哺乳期使用数据不明确"等。除此之外，药品说明书由于审批的程序和周期原因，也会存在更新滞后的问题。因此，说明书是使用的参考工具没错，但哺乳期的使用也不能完全参照说明书。

举个例子，国内外很多研究都支持布洛芬在哺乳期可以安全使用，说明书中却大多标注禁用，这属于更新滞后。大多数外用药物在哺乳期也可以安全使用，比如氧氟沙星滴眼液，但说明书中却标注禁用，这属于规避风险。

孕期用药和哺乳期用药有何不同？

有人会认为，怀孕时可以使用的药物，哺乳期用肯定更没问题。其实并非如此。虽说大多数孕期可以安全使用的药物在哺乳期同样安全，但孕期使用的药物是经过胎盘对胎儿产生影响，除了药物本身的安全系数，还要看药物穿透过胎盘屏障的能力。哺乳期使用的药物是通过乳汁对吃奶的孩子产生影响，需要参考的一个重要指标是药物在乳汁中分布的浓度，二者不能一概而论。

拿到药物之后如何分辨是否可以使用

第一，看药物成分。

这里的成分指的是药物的实际含药成分，药盒上通常会标注主要成分。比如复方对乙酰氨基酚，里面的对乙酰氨基酚在哺乳期是可以安全使用的，不影响哺乳。但其他成分可就不一定了，比如安替比林就不适合哺乳期使用，而麻黄碱类药物则有可能减少乳汁的分泌。

一些中成药成分的药物不建议哺乳期妈妈使用，因为所有的中药在哺乳期都没有安全使用的数据可供参考。既不知道它在乳汁中分泌的量如何，也不知道它会不会给孩子带来潜在的不良反应风险，甚至不知道多久可以从妈妈体内代谢完全，进而不会对孩子产生伤害。鉴于一切的一切都是未知，为稳妥起见，我一般不建议哺乳期妈妈使用中药。

第二，看哺乳期药物分级。

根据在哺乳期使用的安全程度，药物一般会分为 L1 ～ L5 级，级别越高，危险系数越大，具体详见表 10-1。如有需要，妈妈们可以在手机上下载"用药助手"的应用程序，它对大多数哺乳期和孕期用药都有明确标示。虽然这个分级原则目前不作为专业人士的主要参考，但对于普通人来说，它是帮你分辨药物在哺乳期是否可以安全使用的最直接的参考。如果药物上面标注 L1 或者 L2，那它基本可以安全使用。如果标注 L3，又是必需且没有可以替代的药物，也不见得不能用，拿不准的情况可以咨询专业人士。没有英文阅读障碍的读者也可以在手机上下载 LactMed 或者 Medscape 进行查询并参考。

L4 及以上分级的药物就需要尽量避免了，如果一定要使用这种药物，可能就需要考虑暂停喂养母乳了。不过在哺乳期真正需要使用到这类药物的情况真的非常少见。

表 10-1　　　　　　　　　　　　　哺乳期药物的分级

哺乳分期	危险程度	具体解释
L1	安全	在哺乳期使用，没有对婴儿产生不良反应的案例
L2	比较安全	哺乳期用药研究显示，药物对婴儿有危害的证据很少
L3	可能安全	婴儿出现不良反应的可能性存在或者研究数据不足
L4	可能有害	有明确的证据表明对婴儿危害的可能性存在
L5	有害	已经证实对婴儿有明显的危害，哺乳期禁用

第三，看宝宝的基本情况。

家有早产儿和体弱儿的，在头 2 个月期间，妈妈用药需要谨慎。因为大多数哺乳期用药不良反应的案例都来源于这种情况。这时候关于药物的使用需要咨询专业人士。

第四，看喂养方式。

家长还要看一下孩子是纯母乳喂养还是混合喂养，以及饮奶量如何。混合喂养的孩子受药物的影响要比纯母乳喂养的孩子小。而 1 岁以上可以正常吃辅食的儿童与 6 个月左右正处于饮奶量高峰期的儿童相比，前者受到药物的影响也要更小一些。

第五，看推荐来源是否靠谱。

这种药物是医生推荐的，还是妈妈群中口口相传的经验用药，抑或是那些所谓的偏方？不要迷信中药的不良反应小，也不要恐惧西药说明书中长篇大论的不良反应。在专业人士的正确指导下使用，才是安全系数最高的用药方式。

第六，权衡利弊。

任何药物的使用都有风险，但用药的目的是治疗疾病，当收益大于风险的时候才会考虑使用药物。当然，这也需要专业人士的帮助，有了这个认识之后，妈妈们可以与医生或者药师充分探讨其中的利与弊，才不至于让自己过于迷信或者恐惧药物的使用。

第七，看药物剂型。

大多数外用剂型的药物在哺乳期使用都是安全的，比如大多数的滴眼液、皮肤外用药、鼻腔喷雾剂，以及拔牙时使用的局部麻醉药。但也有极少数例外的情况，比如某些含有碘元素的外用制剂，或者含有强效止痛药的透皮贴剂等。

第八，尽量不要选用儿童型的药物。

很多妈妈会认为，孩子的药安全系数更大一些，所以偏向于选择儿童型的药物。其实只要是成分一致的药物，本质上并没有什么区别，有成人型的应该首选成人的才对。比如妈妈发热了，可以选择成人规格的对乙酰氨基酚或者布洛芬。吃孩子的美林或者泰诺林，一方面剂量上会不够准确，另一方面会因此吃进去较多的糖浆，还可能会引起胃部的不适。

决定用药之后的注意事项

第一，选择最佳用药时机。

决定用药之后可以先看一下说明书中"药代动力学"那一栏，里面通常会标注药物在体内多久可以达到最高浓度。妈妈可以按照代谢特点，合理地安排一下服药时间和喂奶时间，尽量避免让孩子在妈妈体内代谢的高峰期吃奶，这样安全系数会更高一些。

第二，外用药物注意避开接触孩子。

虽然外用药物大多可以在哺乳期安全使用，但涂抹药物的部位要避开接触孩子，尤其是在乳房部位涂抹的药物，喂奶之前一定要清洗干净，以免孩子误服。

第三，用药后密切观察孩子状态。

有些药物使用之后，孩子若出现异常，妈妈可以及时采取措施。比如，妈妈使用抗生素之后孩子发生了腹泻，可以及时给孩子服用布拉氏酵母菌，来缓解抗生素相关性腹泻的症状。有些药物使用之后孩子出现的异常需要及时和专业人士沟通，比如孩子异常哭闹或者嗜睡、呕吐、腹泻等，这些症状发生的时候都要引起妈妈的注意。即便是一些可以安全服用的药物，也不排除个别孩子会对药物成分敏感而导致异常情况的发生，不过这种情况发生的概率其实很小。

第四，服用过需要停止母乳的药物之后可以恢复哺乳。

有些药物妈妈为了治疗疾病不得不用，在没有替代品同时又不适合哺乳期使用的情况下，可以考虑暂停哺乳。这时候同样可以参考药物说明书中"药代动力学"那一栏，在里面查找到半衰期。通常经过 5 个半衰期之后，药物就基本可以从体内完全代谢掉了，这时便可以考虑恢复哺乳。

第五，注意剂量和疗程。

一旦决定开始服用药物，务必在医生的指导下足剂量、足疗程地使用药物。曾经有个妈妈担心抗生素的不良反应，只服用了医生交代剂量的 2/3，并且医生交代使用 1 周，她用了 3 天就停掉了。结果最后细菌没有被很好地控制住，反而二次增长，稍后还要重新按照疗程继续服用。这对孩子不但没起到保护作用，反而使用药的时间更长了，对自己身体的恢复也很不利。

随着二胎时代的到来，哺乳期妈妈逐渐变成了一个较大的群体。我国目前对于哺乳期妈妈的关怀措施也随着政策配套有所改善，但相比于国外还有很多不足之处。比如网络上曾经吐槽过的，上班时没有私密的空间背奶、公共场合万不得已需要当众喂奶等，这些尴尬的场面我都经历过。但我们也有逐渐在改善的地方，比如现在大部分的三级甲等医院都增设了孕期、哺乳期药物咨询门诊，有很多可以在哺乳期给妈妈们提供靠谱知识的医生、药师、营养师、国际认证母乳指导师等。有了这些坚强的后盾，相信哺乳期妈妈的大环境会越来越好。

哺乳本身就是一件美妙的事，希望妈妈们都能在其中尽情享受。

哺乳期常见疾病用药

丁丁出生后，我哺乳了 1 年，6 年后当当出生，我又哺乳了 2 年，在这 3 年哺乳期间，我经历了很多次疾病。哺乳期妈妈睡眠不足，抵抗力本身就较差；再加之营养流失迅速，如果不能及时补充，就容易导致疾病发生。很多妈妈在哺乳期生病都会感到非常无助，生病的同时还要照顾孩子，累点其实倒还好，最难的是要承受激烈的思想斗争：有病了还能不能喂奶啊？会不会传染给孩子啊？到底能不能吃药啊？吃了药能不能喂奶啊？真是各种纠结！这一节我就来个现身说法，把我在哺乳期间与疾病做斗争的经验一一分享给大家，希望能对大家有所帮助。

反复发作的乳腺炎

喂丁丁的时候，我乳腺炎发作了 3 次，喂当当的时候发作了 1 次。每次的严重程度都不一样，可每次都苦不堪言。乳腺炎在哺乳期妈妈身上是一种较为常见的疾病，据调查大约有 1/3 的新妈妈在产后头一个月都发生过不同程度的乳腺炎。在咨询中也有不少妈妈过来求助，大家的问题大同小异，这里我通过一位妈妈的咨询问题来把乳腺炎的基本知识分享给大家。

这位妈妈的情况是：宝宝 2 个月，纯母乳喂养。今天早上我开始高热，同时乳房上有硬块。医生诊断为乳腺炎，开了抗生素。请问发热可以吃退热药吗？乳腺炎期间我还可以喂奶吗？抗生素需不需要服用？如果服用要不要停止哺乳？在护理方面有哪些需要注意的事项呢？

乳腺炎不影响哺乳。

很多妈妈担心的问题是，乳腺发炎了，里面还可能会化脓，这种情况下如果继续哺乳，细菌和脓汁岂不是要进到孩子的身体里了？一定会给孩子带来伤害的吧！妈妈们有这种担心在所难免，但是现在的学术界好就好在，只要有质疑的地方，就一定有人做过相关的研究。到目前为止，还没有证据表明妈妈乳腺炎期间继续喂奶会给孩子带来伤害。

相反，世界卫生组织对于哺乳期乳腺炎的态度是，只要孩子愿意吃，就要尽可能地让孩子多吸，这对乳腺炎的康复很有帮助。不过有一些特殊情况需要尽量避免，比如 HIV 阳性的妈妈要尽量避开患侧乳房哺乳。

抗生素的问题。

哺乳期乳腺炎，如果需要使用抗生素，医生大多会推荐青霉素类的抗生素和头孢菌素类的抗生素。这两类抗生素对引起乳腺炎的主要细菌——金黄色葡萄球菌覆盖效果都不错。而且庆幸的是，这两类抗生素绝大部分在哺乳期也都是可以安全使用的。这里特意没有给出抗生素的具体名字，就是怕妈妈们对号入座自行用药。

抗生素要在医生的综合评估下使用。症状较轻、稍后一两天内可以自行退热的乳腺炎患者可以不吃抗生素，通过勤吸奶来缓解症状即可。症状较重的，如果医生综合评估之后需要使用抗生素，妈妈们再来使用。抗生素品种的选择要结合当地的耐药特点来决定，一旦需要使用抗生素，就要按照医生的交代，足剂量、足疗程地来使用。乳腺炎之所以容易复发，与细菌杀灭不彻底有很大关系。

服药期间妈妈要密切关注孩子的大便状态，如果出现腹泻，可以给孩子加用布拉氏酵母菌。这种益生菌对抗生素相关性腹泻效果确切，安全系数也较高。但如果孩子没有发生腹泻，益生菌的事儿就可以忽略。

退热和止痛药的问题。

哺乳期发热，可以选择的退热药物有两种：对乙酰氨基酚和布洛芬。布洛芬的说明书中可能会标注"哺乳期禁用"或者"哺乳期慎用"，妈妈们不用过于介意。国外有很多研究数据和报道都支持布洛芬在哺乳期可以安全使用。需要注意的是，如果选择对乙酰氨基酚，要注意避开药盒上带有"复方"字样的品种，也要注意一下药品成分表中是否只有对乙酰氨基酚这一个有效成分。因为市面上的复方对乙酰氨基酚很多，里面的成分也特别复杂，说不定哪种成分就不适合哺乳期使用。

另外，如果乳房部位疼痛剧烈，用过护理手段之后也不见缓解，可以考虑使用镇痛药物。镇痛药物同样推荐以上 2 种。对乙酰氨基酚和布洛芬严格来说应该叫作解热镇痛药，在疼痛厉害的时候即便没有发热也是可以使用的。

护理做好了，乳腺炎的康复事半功倍。

我经常对妈妈们说，哺乳期乳腺炎，三分靠药物，七分靠护理。护理手段对乳腺炎的康复帮助同样很大。

勤吸勤吸再勤吸，这是乳腺炎期间永恒不变的主题。很多妈妈因担心乳汁受到乳腺炎的影响而停止哺乳，要知道这对乳腺炎的康复是十分不利的。妈妈在这期间不但要给孩子吃奶，还要比平时吃得更勤一些，这样才有利于乳腺管的疏通。而妈妈所担心的问题，也就是会不会对孩子产生不好的影响，答案是不会的。因为没有证据显示乳腺炎期间哺乳对孩子有害。如果孩子吃饱了，乳房内还有少量乳汁残留，要用吸奶器挤出。

此外，妈妈还可以配合着"冷敷"＋"热敷"的手法来护理。在不喂奶的时候冷敷，目的是缓解局部肿胀和疼痛的症状；在喂奶之前热敷，目的是保证喂奶时乳汁流通顺畅。不论是冷敷还是热敷，都不要采取极端的作用方式，温和一点就好。比如冷敷的时候不要用冰制品表面直接接触皮肤，可以包裹一个毛巾，以防发生冻伤。热敷的时候不要过烫，方便的话可以洗个热水澡，或者用喷头轻轻冲洗乳房，水温和洗澡水的温度一致就可以。

如何将乳腺炎的发生概率降到最低？

第一，哺乳期的头两个月是乳腺炎的高发期，需要重点关注。这个阶段的母乳分泌和宝宝的饮奶量没有达成一致的节奏，很容易导致乳汁过剩，如果残留的乳汁没有被及时排出，就会增加堵奶的风险。但哺乳后乳汁的挤出也不用过于彻底和频繁，如果吸得特别彻底，乳房会以为分泌的乳汁不能满足孩子的需要，然后就会"加班加点"地产奶。越来越多的乳汁分泌在有可能诱发乳腺炎的同时，也会给妈妈带来麻烦。

第二，让孩子掌握正确的吃奶姿势。通常的做法是让孩子嘴巴含住乳头及大部分乳晕，同时灵活地调整哺乳姿势来顺应孩子的需求，让妈妈和孩子都处在比较舒适的姿势。

第三，妈妈的睡觉姿势也需要注意。很多妈妈因为睡觉期间不小心把乳房压到了，进而导致乳腺管不畅诱发乳腺炎。因此，有趴睡习惯的妈妈一定要改过来，乳房较大的妈妈在侧睡的时候也要额外注意。

第四，充分的休息和均衡的饮食对乳腺炎的预防也很重要。夜间睡眠不足，抵抗力低下同样容易引起乳腺炎的发作。休息这件事虽然很难做到，但是妈妈可以在白天孩子睡觉的时候抢一些时间补觉，睡眠的时间挤一挤还是有的。饮食方面最常见的误区就是吃一些过于油腻的食物，如骨头汤、猪蹄汤等这些传统的所谓"下奶"的食物。实际上它们不但对乳汁分泌没有帮助，还特别容易造成乳腺管的堵塞，进而诱发乳腺炎，而且妈妈在这种饮食下分泌的乳汁还有造成孩子腹泻和消化不良的风险。妈妈们要科学坐月子，科学面对哺乳期饮食，避免自己和孩子掉入这些"坑"中。

第五，哺乳期间尽量穿宽松、肥大、透气性好的衣服。尤其内衣不要过紧而且不要带有金属托，其实非哺乳期妈妈也不建议穿带有金属托的内衣。

乳腺炎虽然发病急，通常还会伴随着高热和乳房局部肿胀、化脓等症状，但只要处理得及时、正确，康复起来也是很快的。而且乳腺炎的应对办法中，绝大多数都是不影响哺乳的，所以妈妈们不要有顾虑。发现症状及时就医，越早干预效果越好。我自己也总结了一下为什么喂丁丁的时候乳腺炎发作了 3 次，而喂当当时只有 1 次，除了以上的注意事项之外，心情也是重要的影响因素之一。不是说我生丁丁的时候心情不好，可能是那个时候太年轻，第一次当妈妈没有经验，总是处在纠结和焦虑的复杂心情之中。

哺乳期感冒，每天只能多喝水吗

妈妈们能明显地感觉到，哺乳期间整个人的抵抗力是比较弱的。那时候的我，天气稍微有点变化就开始流鼻涕、喉咙痛；办公室只要有一个人感冒，下一个保准是我。的确，普通的感冒是可以自行痊愈的，吃不吃药身体康复的时间都差不多，多喝一点水也的确有利于疾病的痊愈，还能缓解喉咙的不适症状。那如果是较严重的感冒呢？比如感冒伴随了其他的严重症状，又或者感染了流感，这时候又该怎么办呢？再死守着"多喝水"这三个字显然对妈妈和孩子来说都远远不够了。

普通感冒

普通感冒的确只需要对症护理和用药就可以了。比如，可以用对乙酰氨基酚和布洛芬来缓解发热或者疼痛的症状。偶尔吃一点蜂蜜来止咳，多用淡盐水漱口、漱喉咙。如果有鼻子的症状，可以配合着生理海盐水局部冲洗。再有就是平时多注意休息，饮食均衡、清淡等，这些方式都不影响哺乳的正常进行。

如果普通感冒超过 3 天仍然不能自主退热，又或者呼吸受阻、有喘的症状、咳嗽的时候明显感觉胸痛、整个人特别难受不见好转等，建议及时去医院就医，排除一下其他的并发症。不论什么情况都有哺乳期可以选择的用药方式，比如并发了细菌或者支原体感染，可以在医生的指导下服用抗生素。青霉素类、头孢菌素类、阿奇霉素等抗生素在哺乳期使用都是相对安全的。如果并发了支气管炎，也可以和医生充分沟通有没有使用雾化治疗的必要，雾化用药作用部位精准、起效快，而且吸收进入体内和乳汁中的药量基本可以忽略，哺乳期可以安全使用。提醒一下，这里的"安全"指的是可以用来雾化的药物安全，像用利巴韦林注射液来雾化就不建议了，不但没用，还会通过乳汁影响孩子。

因此，如果妈妈觉得自己在好转，就可以继续护理观察并等待自愈；如果觉得好得特别慢，甚至有严重的趋势，为稳妥起见，一定要及时就医，以免耽误疾病的治疗。

流感

建议妈妈不论是备孕期还是哺乳期，都要定期接种流感疫苗。因为6个月以下的小宝宝是不能接种流感疫苗的，妈妈接种疫苗可以对孩子形成额外的保护。从妈妈自身的角度来说，接种疫苗也是收益远大于风险的。

如果妈妈确诊得了流感，可以口服奥司他韦来帮助流感尽快康复，奥司他韦是用来阻碍流感病毒复制的药物，越早使用效果越好，疾病超过48小时之后再用，效果就会打折扣。现有的证据表明奥司他韦可以在哺乳期使用，在乳汁中的分泌量较低。即便相对安全，也不要盲目使用这种药物，奥司他韦只有在确定了流感病毒感染的情况下才建议使用，它对普通的感冒病毒和其他病毒并没有效果。除了奥司他韦之外的其他用药方案可以参考普通感冒的用药。

奥司他韦的使用剂量为每次75毫克，每日2次（12小时一次），疗程为5天。奥司他韦有胃肠道刺激症状，应该尽量避免空腹服用，但也不建议饭后立即服用，容易导致呕吐症状的发生。可以考虑饭后1～2小时内服用，或者吃药之前让胃里有少量的食物。

流感病毒不会通过乳汁传播给孩子，但是如果隔离措施做得不完善，它却可以通过其他途径来传播。因此，妈妈在接触孩子的时候，尤其是喂奶的时候，一定要做好隔离防护措施。

喂奶之前一定要佩戴口罩。平时在身边携带一个干净的手帕或者毛巾，当出现打喷嚏、咳嗽等征兆时，迅速掩盖住口鼻，而且毛巾和手帕要定期更换清洗。所有的餐具、洗漱用品、水杯等都要与家里其他人的分开放置。每次接触孩子之前要洗手，外面空气好的时候室内要勤通风。隔离的解除时间至少要在体温和症状恢复正常 48 小时以后，请注意是"和"，也就是说两种症状都要消失 48 小时以上才可以解除隔离，而且距离初次发热至少要 5 天。

总之，不管是普通感冒还是流感，隔离的措施都必不可少。相比于普通感冒，流感的传播性更强，隔离和消毒的措施也要更加完善。多喝水固然重要，必要的药物治疗措施同样不能少。为稳妥起见，一定要及时给孩子、自己和家里人定期接种流感疫苗。

哺乳期急性胃肠炎

当当 1 岁半时的一个周末早上，我起得比平时要晚一些。刚一下床，脚底一软，差点没站住。随之涌来的是一股强烈的恶心，我赶紧跑到卫生间去吐了一下。吐过之后感觉浑身一阵发冷，果不其然，一量体温，37.8℃。

我摇摇晃晃地继续回到床上躺着，孩子姥姥过来摸摸我的额头，我说："可能是急性胃肠炎。"这时候当当醒了，小眼睛还没睁开，嘴巴已经伸到我的跟前找来找去，我掀起衣服刚要喂奶就被孩子姥姥拦住了："能行吗？别再传染给孩子！"我回答她："没事儿，放心吧，我刚才已经洗过手了。"然后我把乳头塞到当当的嘴里，小家伙立刻满意地吸起来。她吃饱之后睁开了眼睛，然后带着莫名其妙的眼神被姥姥抱走了。

躺在床上的我一上午在床和卫生间之间不断往返，大概每半小时就要去吐一次，同时体温开始逐渐升高。当我觉得自己已经很不舒服的时候，就打算吃点退热药。打开药箱映入眼帘的是对乙酰氨基酚和布洛芬，虽然这两种药哺乳期都可以用，但我一上午没吃东西了，胃里面空空的，吃布洛芬可能会加重胃肠道刺激症状，所以我拿出一粒对乙酰氨基酚吃了。又喝了点水，继续回到床上睡觉。

下午一觉醒来，出了一身的汗，体温降下来了，浑身感觉舒服了好多。下地走一走，恶心的感觉也好了不少，但是同时腹部传来一阵疼痛的感觉。不好！我立刻再次冲入卫生间，开始腹泻。坐在便盆上的我一边肯定着自己之前的猜想——是急性胃肠炎没错，一边开始回忆是什么原因引起的。昨天中午在家里吃的饺子，孩子姥姥包的，全家人都吃了，应该不是饺子的问题。昨天晚上和闺蜜去路边摊吃的烧烤，这个可能性是比较大的。于是我发微信问了一下闺蜜，她还好，没有什么异常，那就只能怪自己哺乳期抵抗力弱了。当时我暗下决心，路边摊再好吃以后也要少去，生病可真难受啊！

由于腹泻剧烈，我翻出了家里孩子之前吃剩下的布拉氏酵母菌，按照说明书的剂量服用。2小时之后，我又吃了一袋蒙脱石散。蒙脱石散这种药吸附能力太强了，与其他药物同时服用的时候最好间隔2小时以上。蒙脱石散和布拉氏酵母菌有个共同的特点，就是几乎都不被肠道吸收，只是在肠道内部起作用，所以哺乳期使用的安全系数还是蛮大的。就这样又继续折腾了一晚，直到第二天早上醒来的时候，我放了一个响亮的屁，心情瞬间大好。这证明我的腹泻好转了。

这一天一夜期间，我每去一次卫生间，出来之前都要彻底地洗手，呕吐过之后还要把脸也洗一下。在完全康复之前，我的水杯、餐具、洗漱用品都与家里人的分开放置。喂奶之前我还要单独再去洗一次手，在喂奶期间，姥姥抽空就用消毒液把家里的卫生间清洗一下。我喂完奶之后，她就会把当当抱走，到再次喂奶的时间再抱回来。整整两天我都处于"葛优躺"的状态，吃的是清粥小菜，适当地喝点温水。直到肚子开始有饿的感觉，终于我的胃肠道功能开始恢复了。

牙医的"烦恼"

有一次我和口腔科医生闲聊，被他们猝不及防地吐槽了一顿："最愁的就是给哺乳期的妈妈治牙。只要哺乳期的妈妈来看牙，我心里就咯噔一下，肯定是个棘手的患者。为什么？这些妈妈通常是实在挺不住了才会来看，凡是能挺住的情况，绝对不会第一时间想到我们。这就意味着牙齿的治疗会比较复杂，通常一次就医都很难解决，等到再约下一次的时候她们往往都不会按照规定的时间来，这些妈妈也挺不容易的。除此之外，一旦开始决定治疗了，面对用药的问题还要百般纠结，从麻药纠结到治疗用药，又从治疗用药纠结到事后用药。一个患者下来需要费好多口舌不说，最后她们可能根本不听你的，回去让吃的药也不吃，继续挺！"

哺乳期看牙的经历我没有过，但是曾经有一位妈妈让我感同身受。我把她的故事分享给大家，希望妈妈们能在看牙这件事上不再纠结，不再硬挺。

这位妈妈曾经因为看牙的事咨询过我3次。第一次咨询，她正处于哺乳期的第三个月，牙齿疼得睡不着觉，问我有什么可以缓解疼痛的药物。我给她介绍了哺乳期可以安全服用的镇痛药物对乙酰氨基酚和布洛芬。但我同时提醒她，止痛药治标不治本，只能偶尔服用来缓解疼痛，如果明天早上药劲儿过了还是很痛，就需要及时去看口腔科医生，以免延误治疗。

第二次咨询，她说去医院看过医生了，医生的诊断是牙髓炎，说在治疗过程中需要使用麻药，还需要使用一些杀死牙神经的药物。她不放心，过来问我可不可以用。如果不能用她就回家再挺挺，毕竟孩子太小了，又不吃奶粉，真的不忍心看着孩子受苦。

当妈妈的心情都可以理解，我告诉她先别着急。首先，牙齿治疗的麻醉药不影响哺乳。口腔科使用的麻药大多为局部用药，只是用来麻痹需要治疗的区域，注射完麻药之后，你会发现嘴巴里面只有部分区域失去知觉，身体的其他部位是不受任何影响的。其次，局部麻醉药进入人体血液内的量很少，几乎可以忽略。血液中可以忽略的药物成分在乳汁中就更加不大可能存在了。最后，如果十分纠结麻药的问题，也可以等到治疗之后、嘴巴恢复知觉了再恢复哺乳。已经恢复知觉的情况下，药物基本在体内代谢完全了，即便有影响也可以忽略。大多数口腔科的局部麻醉药会在治疗后 1～2 小时内失效，这个时间间隔对于吃奶的孩子来说应该不算什么问题。

我特意去咨询了我们医院的口腔科医生，在治疗过程中通常会使用的杀神经的药物有两种，一种是三氧化二砷，也就是俗称的砒霜，这个成分因为毒性较大，目前基本已经被取代。如果你正处于哺乳期，要和医生充分沟通，避免使用这类药物。现在常用的杀神经成分是多聚甲醛的化合物，哺乳期使用相对安全。而且使用的剂量通常很小，只作用在牙髓腔内，吸收进入血液的量几乎可以忽略，不影响喂养母乳。

此外，在治疗期间还需要和医生沟通，尽量避免使用含有碘成分的药物或者消毒包。碘在乳汁中的分泌量较高，而且有可能通过乳汁吸收到孩子体内，对孩子的甲状腺功能存在潜在的影响和隐患。

这位妈妈带着我的意见放心地去治疗了。没过多久，治疗结束后的她向我提出了第三次咨询。原来治疗之后，医生给她开了头孢以防感染，还嘱咐她稍后要是疼得厉害可以去药店买一些止疼药物来服用。她哭笑不得地说："以为治完了就没事了，怎么还需要服用药物啊？"

我一边安慰她一边解释，头孢类的抗生素在哺乳期使用相对是比较安全的。一方面，它们在乳汁中分泌的量都很低；另一方面，如果孩子生病了需要使用抗生素来治疗，同样也是可以在医生的指导下使用头孢的，而妈妈通过乳汁分泌给孩子的量要远远低于孩子需要治疗时的治疗剂量。只是在这期间需要注意观察孩子的大便，如果有腹泻情况发生，可以给孩子加用布拉氏酵母菌。

至于止疼药物，我之前也介绍过，对乙酰氨基酚和布洛芬都可以作为选择，同样不影响哺乳。

至此，这位妈妈得到了她想要的全部答案，愉快地回家哺乳去了。此时的她虽然承受着牙齿的疼痛，但心里一定是开心的，这恐怕就是我们所说的母爱吧。

哺乳期妈妈生病确实很辛苦，既要照顾自己，又要照顾孩子，还要同时预防传染和纠结药物的影响。好在现在关于哺乳期药物使用的数据越来越多，可供参考的高质量证据也越来越多。因此，不管是什么情况，不舒服就要及时就医，以免延误治疗，遇到拿不准的用药情况，有我们在！

哺乳期可以正常体检吗

哺乳期妈妈们咨询的问题里面，绝大部分是这个药吃了会不会影响哺乳，以及到底能不能吃。但是除了药物的问题，还有一种情况在咨询中也很常见，那就是做过一些体格检查之后可不可以正常哺乳的问题。很多妈妈都是体检的时候没有意识到问题，回到家中才反应过来自己正处于哺乳期，回头再去问医生，假如又碰巧得到断奶的建议，那简直肠子都要悔青了。

之前我就在网络上看到一位妈妈吐槽并寻求帮助，她在单位体检时做了用来检测胃幽门螺旋杆菌的呼气试验，检测之前需要服用一粒碳－14 胶囊。回到家中去网上一查，她发现这种药物的半衰期居然有几千年！当时她整个人就吓呆了，心想这么不安全的药物怎么会让它存在于体检项目中，而且为什么体检之前没有人告知注意事项。

这位妈妈的焦虑情有可原，母乳本来是孩子的最佳口粮，谁也不想因为任何的疏忽，哪怕只是一点点，而给孩子带来潜在的伤害。但其实，在我们日常体检中可能会接触到的绝大部分检测项目，在哺乳期使用都是相对安全的，包括上面提到的那个碳－14 呼气试验，当然也包括 X 线检查、CT 检查、核磁共振、超声，以及乳腺钼靶等。

X 线检查、CT 检查

X 射线和 CT 检查的确有辐射性，就像所有的药物都可能存在毒性一样，但抛开剂量谈毒性是不科学的。我们目前所处的环境复杂多变，每天带给我们的辐射量相当于每天拍一次牙齿 X 光片或者每 3 天拍一次胸部 X 光片的辐射量。而实际上对于每个人来说，每年需要进行放射学检查的次数也是屈指可数的。我曾经对身边的朋友开玩笑说，如果真的担心辐射对乳汁有影响，每天少玩一会儿手机才是关键。但其实这真的仅仅是一句玩笑话，玩手机也是没关系的。

辐射本身并不会产生连带关系，即便我们做过放射性检查，乳汁本身也不会变成新的辐射源给孩子带来影响，母乳更不会因此而带有辐射性。因此，不管我们接受照射的部位是不是胸部，只要是正常剂量范围内的检查，都可以继续哺乳，不需要因此而暂停哺乳，也不需要间隔多长时间再恢复哺乳。

其中上消化道 X 线检查有的时候需要口服显影剂，也就是常说的"钡餐"。它的成分是硫酸钡，几乎不会被消化道吸收，所以不存在影响乳汁的说法。

核磁共振

核磁共振利用电磁波来成像，对乳汁的影响可以忽略。核磁共振中常用的造影剂是钆喷酸葡胺注射液，本身进入乳汁的量非常少，最多也就是给药量的 0.04%，而且 24 小时之内会有 91% 的药物以原形从尿液中排出。就现有的研究来看，它对吃奶的宝宝不会造成危害，可以继续母乳喂养。

超声检查

超声检查没有辐射，哺乳期使用超声检查是安全的。超声成像的原理是通过超声波的反射来获得体内器官的图像。比如得了急性化脓性乳腺炎，必要时就可以借助超声的手段来判断脓肿的大小和范围。其实仔细想想，超声检查是怀孕期间经常会接触到的检测项目，安全系数可想而知。

碳－13 或者碳－14 呼气试验

这个呼气试验通常用来帮助我们判断幽门螺杆菌的感染情况。先简单说一下碳－13 和碳－14 的区别，它们两个同属于碳的同位素，但碳－14 有放射性而碳－13 则没有。从这个角度来分析，在可以选择的前提下，建议哺乳期妈妈首选碳－13。不过，即便做了碳－14 检查，其辐射性对母乳的影响其实也是可以忽略的。

之前提到的那个妈妈查到的资料是真的，碳－14 在大自然中的半衰期的确很长。也正是因为它的这个特性，碳－14 被当作考古界的宠儿来对待。我们可以根据古生物里的碳-14含量，来推算它的存在年代。可是作为一个有新陈代谢能力的人类，碳-14在体内则不会存在那么久。进入体内的碳-14，一部分被幽门螺杆菌分解，通常 1～2 小时之后就会在体内代谢完全；另一部分没有被分解的碳-14在体内的生物半衰期大概是 12 小时，经过 5 个半衰期也就是 60 小时之后基本也可以在体内代谢完全。

即便服用胶囊之后立即哺乳，问题也不大。因为碳-14本身就是人体内会正常存在的物质，按照 75 毫克的碳-14用量来举例，这个量大概占人体内总量的 1/10。而这个剂量的碳-14辐射度，基本等同于坐 1 小时飞机的辐射剂量。如果吃一个胶囊就让妈妈们对哺乳耿耿于怀，那恐怕以后都不能带孩子坐飞机出去玩耍了。

最后一句话总结，不管是碳-13还是碳-14都不影响哺乳，如果条件允许，首选碳-13。

总之，常规的体检绝大多数都不影响哺乳的正常进行，如果需要额外注射或者口服造影剂，需要根据造影剂的品种具体情况具体分析，拿不准时务必咨询一下专业人士。既不要因为某人偶尔的一句"停止哺乳吧"就贸然断了孩子的口粮，也不要过于粗心大意，一概而论。但有一些特殊情况的放射性治疗还是需要考虑停止哺乳的，比如放射性碘-131治疗等。

未来，属于终身学习者

我这辈子遇到的聪明人（来自各行各业的聪明人）没有不每天阅读的——没有，一个都没有。巴菲特读书之多，我读书之多，可能会让你感到吃惊。孩子们都笑话我。他们觉得我是一本长了两条腿的书。

——查理·芒格

互联网改变了信息连接的方式；指数型技术在迅速颠覆着现有的商业世界；人工智能已经开始抢占人类的工作岗位……

未来，到底需要什么样的人才？

改变命运唯一的策略是你要变成终身学习者。未来世界将不再需要单一的技能型人才，而是需要具备完善的知识结构、极强逻辑思考力和高感知力的复合型人才。优秀的人往往通过阅读建立足够强大的抽象思维能力，获得异于众人的思考和整合能力。未来，将属于终身学习者！而阅读必定和终身学习形影不离。

很多人读书，追求的是干货，寻求的是立刻行之有效的解决方案。其实这是一种留在舒适区的阅读方法。在这个充满不确定性的年代，答案不会简单地出现在书里，因为生活根本就没有标准确切的答案，你也不能期望过去的经验能解决未来的问题。

湛庐阅读APP：与最聪明的人共同进化

有人常常把成本支出的焦点放在书价上，把读完一本书当作阅读的终结。其实不然。

时间是读者付出的最大阅读成本
怎么读是读者面临的最大阅读障碍
"读书破万卷"不仅仅在"万"，更重要的是在"破"！

现在，我们构建了全新的"湛庐阅读"APP。它将成为你"破万卷"的新居所。在这里：

- 不用考虑读什么，你可以便捷找到纸书、有声书和各种声音产品；
- 你可以学会怎么读，你将发现集泛读、通读、精读于一体的阅读解决方案；
- 你会与作者、译者、专家、推荐人和阅读教练相遇，他们是优质思想的发源地；
- 你会与优秀的读者和终身学习者为伍，他们对阅读和学习有着持久的热情和源源不绝的内驱力。

从单一到复合，从知道到精通，从理解到创造，湛庐希望建立一个"与最聪明的人共同进化"的社区，成为人类先进思想交汇的聚集地，与你共同迎接未来。

与此同时，我们希望能够重新定义你的学习场景，让你随时随地收获有内容、有价值的思想，通过阅读实现终身学习。这是我们的使命和价值。

湛庐阅读APP玩转指南

湛庐阅读APP结构图：

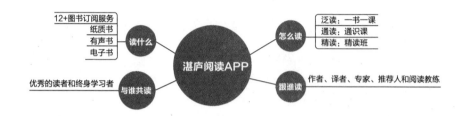

12+图书订阅服务
纸质书
有声书
电子书

读什么

优秀的读者和终身学习者　与谁共读

湛庐阅读APP

怎么读　泛读：一书一课
通读：通识课
精读：精读班

跟谁读　作者、译者、专家、推荐人和阅读教练

三步玩转湛庐阅读APP：

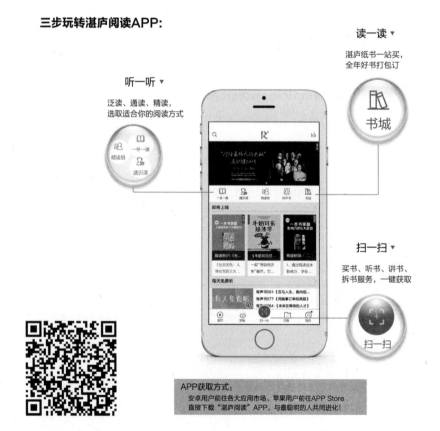

读一读 ▼
湛庐纸书一站买，
全年好书打包订

书城

听一听 ▼
泛读、通读、精读，
选取适合你的阅读方式

扫一扫 ▼
买书、听书、讲书、
拆书服务，一键获取

扫一扫

APP获取方式：
安卓用户前往各大应用市场、苹果用户前往APP Store
直接下载"湛庐阅读"APP，与最聪明的人共同进化！

使用APP扫一扫功能，
遇见书里书外更大的世界！

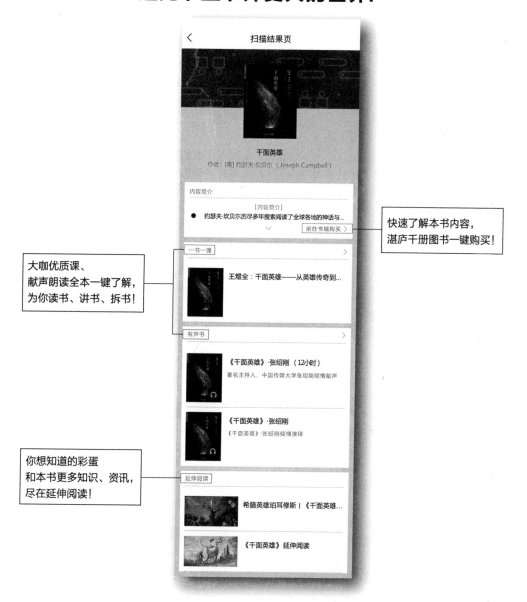

大咖优质课、
献声朗读全本一键了解，
为你读书、讲书、拆书！

快速了解本书内容，
湛庐千册图书一键购买！

你想知道的彩蛋
和本书更多知识、资讯，
尽在延伸阅读！

湛庐CHEERS

延伸阅读

《蒙台梭利家庭方案》

◎ 一本父母高效合作的育儿指南，一套拿来即用的在家蒙氏方案，让你把源于欧洲、风靡百年的蒙氏教育带回家。

◎ 4大核心家庭区域设计方案，解决0~3岁孩子的关键性教养问题。100个蒙氏活动步骤详解，培养孩子4大核心能力。

◎ 欧洲首对国际蒙台梭利协会认证中国爸妈联合创作，三大国内蒙氏机构鼎力推荐。

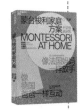

ISBN 978-7-5536-7636-4

《21招，让孩子独立》

◎ 这本书解决的不是孩子几个月该吃什么的生理发展问题，而是在养育孩子的过程中，家长们不得不面对却很少能做对的心理养育问题。这个问题恰恰决定了孩子在未来是否能够成为一个充满自信、具有社交能力又独立自主的个体。

◎ 百万家长信赖的育儿心理专家叶壮，从立稳2大教养根基入手，围绕3个人生维度，教你21个日常生活妙招，给孩子受用一生的独立资本，千万别错过你家孩子的独立性养成关键期。

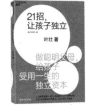

ISBN 978-7-5536-7942-6

《终身幼儿园》

◎ 儿童编程语言Scratch的缔造者、历代乐高机器人的主导开发者米切尔·雷斯尼克重磅力作，全方位打造创造性学习新模式，为未来教育指明方向。

◎ 在这本书中，你将收获培养终身创造力的4P学习法，创造性学习需要经历的6个步骤，儿童创新教育备受争议的5大问题，面向学习者、教育者，设计师的10个建议。

◎ 本书荣获新浪育儿"2018年度妈妈信赖的养育图书作者"奖、2018年美国出版协会学术卓越奖。

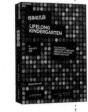

ISBN 978-7-5536-7454-4

《如何让孩子成年又成人》

◎ 18岁前，孩子必须拥有哪8种生活技能？20种糟糕的体验，如何帮助孩子成长？如何通过巧妙提问培养孩子的独立思考能力？如何在不确定的未来给孩子确定无疑的成功要素？

◎ 美国知名教育者、曾任斯坦福大学新生教务长10年、被称为美国"国宝"的朱莉·利思科特－海姆斯为3~16岁孩子家长提供了一整套养育观念及实用方法，助你摆脱过度养育陷阱，让孩子获得赢在未来的能力。

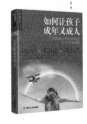

ISBN 978-7-220-10668-2

图书在版编目（CIP）数据

儿童用药家庭必备方案 / 刘子琦著 . ——郑州 : 河南科学技术出版社，2019.9
ISBN 978-7-5349-9640-5

Ⅰ . ①儿… Ⅱ . ①刘… Ⅲ . ①小儿疾病－用药法 Ⅳ . ①R720.5

中国版本图书馆 CIP 数据核字（2019）第 161200 号

上架指导 : 育儿 / 生活

出版发行：河南科学技术出版社
　　　　　地址：郑州市郑东新区祥胜街 27 号　　邮编：450016
　　　　　电话：（0371）65788613　　65788629
　　　　　网址：www.hnstp.cn
责任编辑：邓　为
责任校对：董静云
封面设计：ablackcover.com
责任印制：朱　飞
印　　刷：唐山富达印务有限公司
经　　销：全国新华书店
开　　本：710mm ×965mm　1/16　印张：16.5　字数：210 千字
版　　次：2019 年 9 月第 1 版　　2019 年 9 月第 1 次印刷
定　　价：62.90 元